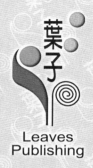

Leaves
Publishing

根
以讀者爲其根本

莖
用生活來做支撐

葉
引發思考或功用

果
獲取效益或趣味

THE PARTY OF MINERALS

礦物質的聚會

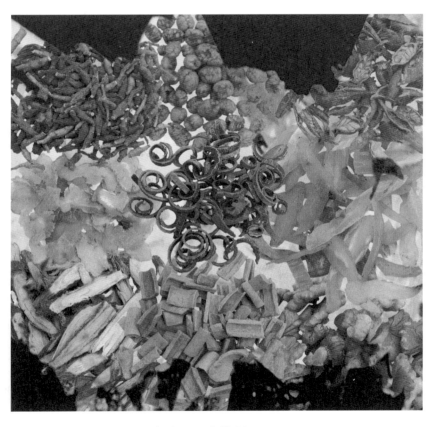

作者：張慧敏

銀杏 **GINKGO**

礦物質的聚會

作　　者：張慧敏
出　版　者：葉子出版股份有限公司
發　行　人：宋宏智
總　編　輯：賴筱彌
編輯部經理：劉筱燕
企劃編輯：王佩君
美術編輯：凱立國際資訊股份有限公司
封面設計：康百利有限公司
地　　址：台北市新生南路三段88號7樓之3
電　　話：(02)23635748　　傳　真：(02)23660313
E m a i l：leaves@ycrc.com.tw
網　　址：http://www.ycrc.com.tw
郵撥帳號：19735365　　戶　名：葉忠賢
印　　刷：鼎易印刷事業股份有限公司
法律顧問：北辰著作權事務所
初版一刷：2003年 11 月　　定　價：新台幣250元
I S B N：986-7609-04-2

總　經　銷：揚智文化事業股份有限公司
地　　址：台北市新生南路三段88號5樓之6
電　　話：(02)23660309
傳　　真：(02)23660310

礦物質的聚會／張慧敏著. 台北市：葉子，
2003〔民92〕

　　面：　公分.

　　ISBN 986-7609-04-2（平裝）

　1. 礦物質 2.營養

411.3　　　　　　　　　　92012506

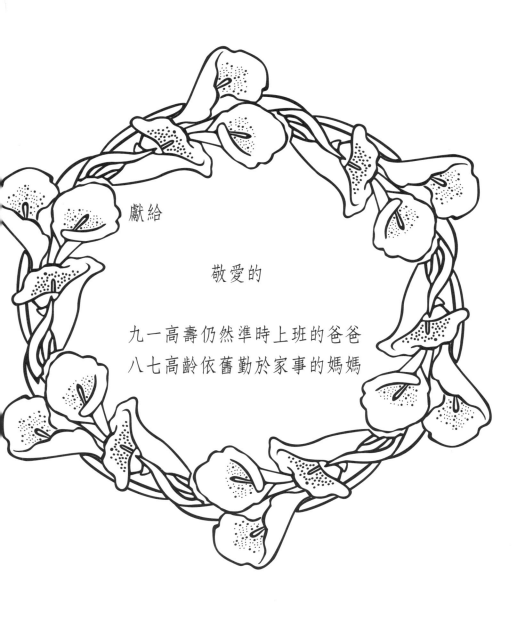

獻給

敬愛的

九一高壽仍然準時上班的爸爸
八七高齡依舊勤於家事的媽媽

關鍵報告

礦物質的需要性

原文：

Senate Document No.264

Mineral requirements found by the 74th Congress 2nd Session Senate Document No.264

"Our physical well-being is more directly dependent upon the minerals we take into our systems than upon calories or vitamins, or upon the precise proportions of starch, protein or carbohydrate we consumes."

"Do you know that most of us today are suffering from certain dangerous diet deficiencies which cannot be remedied until depleted soils from which our food comes are brought into proper mineral balance?"

"The alarming fact is that foods (fruits, vegetables and grains) now being raised on millions of acres of land that no longer contain enough of certain minerals are starving us-no matter how much of them we eat. No man of today can eat enough fruits and vegetables to supply this system with the minerals he requires for perfect health because his stomach is not big enough to hold them."

"The truth is that our foods vary enormously in value, and some of them are not worth eating as food. Our physical well-being is more directly dependent upon the minerals we take into our systems than upon clories or vitamins or upon the precise proportions of starch, protein or carbohydrate we consumes."

"This talk about minerals is novel and quite starting. In fact, a realization of the importance of minerals in food is so new that the textbooks on nutritional dietetics contain very little about it. Nevertheless, it is something that concerns all of us, and the further we delve into it the more starting it becomes."

"You would think, would not you, that a carrot is carrot - the one is about as good as another as far as nourishment is concerned? But it is not; one carrot may look and taste like another and yet be lacking in the particular mineral element which our system requires and which carrots are supposed to contain."

"Laboratory tests prove that the fruits, the vegetables, the grain, the eggs, and even the milk and the meats of today are not what they were a few generations ago (which doubtless explains why our forefathers thrived on a selection of foods that would starved us!)"

"No man today can eat enough fruits and vegetables to supply his stomach with the mineral salts he requires for perfect health, because his stomach is not big enough to hold them! And we are turning into big stomachs."

"No longer does a balanced and fully nourishing diet consist merely of so many calories or certain vitamins or fixed proportion of starches, proteins or carbohydrates. We know that our diets must contain in addition something like a score of minerals salts."

"It is bad news to learn from our leading authorities that 99% of the American people are deficient in these minerals, and that a marked deficiency in any one of the more important minerals actually results in disease. Any upset of the balance, any considerable lack or one or another element, however microscopic the body requirement may be, and we sicken, suffer, shorten our lives."

"We know that vitamins are complex chemical substances which are indispensable to nutrition, and that each of them is of importance for norma function of some special structure in the body. Disorder and disease result from any vitamin deficiency. It is not commonly realized, however, that vitamins control the body's appropriation of minerals, and in the absence of minerals they have no function to perform. Lacking vitamins, the system can make some use of minerals, but lacking minerals, vitamins are useless."

"Certainly our physical well-being is more directly dependent upon the minerals we take into our systems than upon calories or vitamins or upon the precise proportions of starch, protein or carbohydrate we consume."

"The discovery is one of the latest and most important contributions of science to the problem of human health."

譯文：

根據美國國會第七十四次會期，第二次會議，參議院第二六四號文

我們身體的健康，直接仰賴所攝取進入身體組織的礦物質元素，要遠比依靠在熱量、維生素、澱粉、蛋白質、醣類的精準消耗量上顯得重要多了。

你是否知道現今，我們大部分的人每一天因為某些食物嚴重缺乏養分而受病痛之苦，甚至到無藥可治的地步嗎？除非我們食物來源的貧瘠土壤，藉著適當在礦物質上的均衡得以恢復。

令人憂慮的事實是，生長在好幾百萬英畝土地上的食物，包括水果、蔬菜與穀物，不再含有足夠量的礦物質。無論我們吃進多少食物，我們還是營養不良。現今沒有一個人能夠吃進大量的蔬果，用以提供礦物質來維持完美健康的身體系統，因為人的胃部無法大到足以容納大量的蔬菜與水果。

事實上，我們所吃的食物在價值上的差異性很大，有一些是根本不值得作為食物來吃。我們身體的健康，直接仰賴所攝取進入身體組織的礦物質元素，要遠比依靠在熱量、維生素、澱粉、蛋白質、醣類的精準消耗量上顯得重要多了。

這次有關礦物質的演講非常的新穎且令人驚訝。事實上，對於食物中礦物質瞭解的重要性是嶄新的，甚至在營養學的教科書中均缺乏此類資料。然而，這就是我們所關心的事。當我們探索的愈深，愈讓我們感覺驚訝。

　　我相信你會認為胡蘿蔔只胡蘿蔔吧？你會認為每一根胡蘿蔔，就其營養而言，會與另一根胡蘿蔔相同吧？其實不然，一根胡蘿蔔可能外形與吃起來，像另一根胡蘿蔔，但卻缺少我們體內系統所需，而胡蘿蔔應該足以供應的礦物質元素。

　　實驗室裡的檢驗結果向我們證明：今天我們所吃的水果、蔬菜、穀物、蛋品、甚至牛奶與三餐已經和幾個世代以前的同樣食物不相同了。這毫無疑問地，可以向我們解釋為何我們的祖先因對食物的選擇而身體健壯，我們反而營養不良了。

　　現今沒有一個人能夠吃進大量的蔬果，用以提供礦物質來維持完美健康的身體系統，因為人的胃部無法大到足以容納大量的蔬菜與水果。

　　均衡和完備營養的食物，不再僅只是提供大量卡路里、某些維生素，或者固定比率的澱粉、蛋白質或碳水化合物而已。我們知道我們的食物中還需要具有某些特定的礦物質鹽類。

　　我們從卓越的權威研究中，得知一個很不好的消息就是，百分之九十的美國人缺乏上述礦物質元素，而只要嚴重缺乏這些重要礦物質元素之某一種，的確會產生疾病。任何我們人體所需要之礦物質元素產生不平衡的攪擾或顯者的缺乏時，將使我們生病、受苦、甚至縮短生命。

　　我們知道維生素是化學物質的複合體，在營養上是不可或缺的，也是維持身體組織細胞正常功能運作所必須的，任何維生素的缺乏會引起身體的異常與疾病。然而，一般人可能不太瞭解：維生

素控制著礦物質元素的運用，而且缺乏礦物質元素的話，就無法執行任何身體功能上的運作了。缺乏維生素時，人的身體仍可運用某些礦物質元素，若缺少了礦物質元素，維生素則完全無用武之地。

的確，我們身體的健康，直接仰賴所攝取進入身體組織的礦物質元素，要遠比依靠在熱量、維生素、澱粉、蛋白質、醣類的精準消耗量上顯得重要多了。

這項研究發現是科學界對於人類健康問題最近與最重要的貢獻之一。

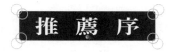

推　薦　序

序一

原文：

　　Water is the most common substance on earth, and also the nutrient that our body needs the most. Between 60 to 75 percent of the adult body weight is comprised of water. Water is crucial in regulating all body organ functions and temperature. It is also needed to help us dissolve solids and move nutrients throughout the body. Although water is so essential for our bodies to function, it is not included on most lists of required nutrients but should be. Yet, we all know that people can live for several days without food, but will soon die without water.

　　Minerals are our bodies' basic building blocks. We need minerals to form the basic structure of our bodies. For example, calcium, magnesium and phosphorus are required for our bones and teeth. Our red blood cells require iron. Our immune system needs zinc and sulfur. Magnesium is involved in over 300 enzymatic and chemical processes. Minerals are fundamental to our vitality. We are constantly using up our mineral supplies and excreting them. In order to ensure good health and proper function of our bodies, we must have a balanced mineral intake, in the right proportions and amounts.

I have known Lily for several years now from my previous visits to Taiwan. She was my principal interpreter/translator in a number of different meetings attended by hundreds of people. Not only has she proven herself to be a proficient translator but her extensive knowledge of nutrition and high moral character have pleased me very much. My job as a speaker traveling to various countries is always a great challenge. I must convey the knowledge I have to my audiences in a way that is engaging, accurate, and informative, all within a given amount of time. Lily Chang is the only interpreter I've ever worked with who has made my job extremely easy and very enjoyable. Her expertise in the field of nutrition, coupled with her dynamic public speaking talents, have, I believe, been key elements in making the lectures such a smashing success. Besides, this woman has a heart of gold. Her kindness and love for others has deeply touched my own life. I consider myself extremely fortunate to have met and befriended Lily.

Lily's two books, "Water and Sea" and "The Party of Minerals" are true gifts to the people of the Chinese-language community. These books provide the most comprehensive information to date on water and minerals and their functions in human health. Moreover, the content is delivered in an accessible, highly readable style by one of Taiwan's leading nutritionists. I strongly recommend "Water and Sea" and "The Party of Minerals" as must-read books for everyone in the health-care profession, as well as anyone who is interested in maintaining and improving their own health. I couldn't have said any better the valuable information given in them. They hold the keys to good health and vitality!

John Heinerman, Ph. D.

An internationally renowned medical anthropologist
Editor of Utah Prime Times and Folk Medicine Journal
Director of Medical Research Center, Salt Lake City, Utah.
US. best-selling alternative health author
One of the world's leading nutritional authorities with over 58
books inprint in 17 languages and 19 million copies published
worldwide

譯文：

　　水是地球上最多的物質，同時它也是人體必要的元素。成人體重就佔有60％至75％的水分。水能調節人體各類器官機能和體溫，並能溶解固態物質和攜帶養份。雖然水是維持人體功能最基本的要素，儘管水未被列為一般營養所需的名單中，但是它的「絕對必要性」，卻不容易忽視，因為人類可以數日不進食，但若沒有水則無法存活。

　　礦物質是人體構造的基石。例如，鈣、鎂和磷為骨齒所需；紅血球則需要鐵；人體免疫系統則需要鋅和硫；超過三百多種的酵素和生化過程都需要鎂。礦物質是人類生命力的基礎物質。為了確保身體健康和身體機能的正常運作，我們不斷地消耗礦物質並且將它排除體外。因此，人類必須攝取「質與量」各方面都均衡的礦物質。

　　我和Lily已經認識多年了，前次我應邀至台灣演講時，Lily就是主要的解說和翻譯人員。多次密切的合作證實她不但是一位嫻熟的翻譯人員，其在營養學上淵博的知識及高尚的品德更使我欽佩。對我而言，巡迴世界各國演講，最大的挑戰是我必須在有限的時間內完整傳達給聽眾最正確的知識。張慧敏女士以營養學上的專長和生動的解說，是促成演講成功的主要因素。特別值得一提的是，張女士擁有開闊的心胸，待人慈愛與寬容令我深深感動，真的非常慶幸能與她相識並成為朋友。

　　Lily的兩本著作《礦物質的聚會》和《好水，好健康》是華語讀者的最佳保健範本。這兩本書提供有關「水與礦物質」對於人體

健康最詳盡完整的資訊，內容兼顧專業深入及淺顯易懂，毋需我再贅述補遺。

我大力推薦這兩本著作給從事保健工作的專業人士和有心增進自身健康的讀者。這兩本書提供了開啓有關生命和保健的鑰匙。

John Heinerman, Ph.D.

約翰・海勒門博士
世界知名醫學人類學博士
美國猶他時報及大眾醫學期刊主編
美國猶他州，鹽湖城醫學研究心主任
美國各類保健叢書暢銷作家
世界知名營養學作家
出版超過58本書籍，並被譯成17國語言，全世界銷售近達二千萬本

序二

　　我們的地球由於鐵質核心之特殊能源結構與表層海水豐富蘊藏，經過數十億年的演進，成就了眾生雲集的現況，各種生物維持生命的奮鬥過程，令人極其感動。何謂「生命」？我認為生命就是對抗地心引力，尋求自我成長的能力展現，而水、蛋白質、脂質、維生素、礦物質等這些物質卻是維持生命力量不可缺少的物質，其互相構成的比例因各種生物的不同而各有不同。但可以斷言的就是沒有「水」就沒有生命跡象，當然蛋白質、脂質，也是生命體很重要的構造物質。礦物質雖只佔體重7％左右卻扮演著生命的建設，成長、維護的角色。各物質間奇妙複雜之制衡運作，只能以上天的藝術傑作去形容它。

　　一棵大樹可以對抗地心引力把水及養分送上樹梢。一個人可以對抗地心引力，將水及養分藉礦物質活性離子之協助含蘊在各組織器官裏。樹失水則枯萎，人失水則衰亡。生命體保有充分良好的水就美麗、健康。留不住水份就趨向老化疾病。所以水、礦物質與生命體相互間之關係，實為重視養生保健人士，必須充分瞭解的常識。

現今由於地球上的人類商業行為氾濫，環保觀念缺乏，無論天空、陸地、海洋均受到嚴重的傷害與污染，舉凡臭氧層、紫外線、空氣、食品、生活環境、起居行為、噪音、電磁波、輻射……等等污染或傷害，已經到無人能夠潔身逃避的境地，在此情況下，應如何因應保健，實為刻不容緩之課題。

目前社會上養生保健之刊物，汗牛充棟，實在太多，光是談「水」方面的書本也是滿目琳琅，不可勝數。但遺憾的是大部分書籍都帶有商業色彩，有其刻意的導向或企圖。能平心而寫的學術性版本，實在不可多見。我本人於四年前在人體能研究會的年刊上寫了一篇「水與人體能之認知」。張慧敏女士閱讀後，循跡找到我，相談甚洽，算是以文相會的朋友。本書出版前，原稿讓我看了一遍，不禁使人眼睛為之一亮，巨細靡遺地寫出了現今各種研究成果的許多資料。張慧敏女士旅居美國三十多年，加州大學營養系碩士畢業後，曾於紐約市立醫院任職營養師。學有專長，近年回國從事於營養保健之推廣及著述寫作。現在同時出版的兩本書，一本為《好水，好健康》。另一本是《礦物質的聚會》。確實對「水」與「礦物質」作了一次周到詳細而深入的介紹，非常適合對重視健康保健的朋友好好的閱讀，必能因增加許多認知與常識而受益匪淺。本人亦不避筆拙，樂為之寫序，推薦給各界朋友，並祝福大家健康快樂。

李健志　2003 春於台北

聯合國認證，錫蘭，斯里蘭卡傳統醫學博士

序三

　　多年前離開公職脫離臨床，就一直在找尋生命意義及人類最簡單易行的健康方法。回想起在那段臨床照顧老人疾病及癡呆、精神病患的日子裡，深深感受到生命凋零速度是現代醫學所望塵莫及，雖說是生命無常、但也是人生必經過程，其重點在於修鍊與保養。

　　五年前在一個偶然的機會裡，接觸到「微量礦物質」，此後，我重新認識礦物質在營養學上的重要性。原來，人類身體機能和健康與天地萬物之間早已經巧妙安排在我們生活周遭，只是「它被文明破壞、忽略，以至捨近求遠……」。

　　「您是否知道！大部分的人，每一天因飲用不良的水質，及嚴重缺乏營養的食物，更甚者還加上環境污染、毒素侵害而飽受病痛之苦，甚至到無藥可解的地步嗎？」

　　事實上現代人身體的健康，仰賴所攝取的「礦物質元素」要遠比依靠在蛋白質、醣類、脂肪、澱粉、維生素……等需求重要多了。而身體老化程度因人而異，差別甚遠；其基本的問題就在礦物質的適量與吸收的平衡。且礦物質在人體呈現離子化，即是以帶

陰、陽電荷狀態來發揮作用，而細胞的活動就是利用——如陽離子的鈉或鈣與陰離子的碳酸、磷酸之電位關係，所產生的能量才能正常運作。再者，蛋白質的立體構造，也是以礦物質離子的電子力做爲結合力，產生作用才得以維持。然各種礦物質之間的相互作用複雜，但是天地造物給以自然力量——海及高山礦泉則是現今保健科學最值得探討研究的領域。

張慧敏（Lily）營養師在水與礦物質及微量元素的知識淵博，且是讓我深深感動與佩服的作家。以一位在美國紐約從事二十餘年臨床營養學兼教育工作者，對生命的熱愛及服務大眾的情懷，將對人類生命健康最爲重要的「水與礦物質」分別以《好水，好健康》和《礦物質的聚會》兩本著作分享給廣大的讀者，心中感佩不已，期待如此難得的健康保健書籍，能帶給大家嶄新的健康概念，且爲讀者之福、社會之幸。

精神科醫師

序四

在保健營養學的領域裡，二十世紀是維他命的時代，而二十一世紀將是礦物質的時代。在本世紀裡，酸雨現象和土地過度使用的問題將更形嚴重；由於土壤貧瘠，我們日常食用的農作物將更缺乏礦物質，為了維護健康，人們必須額外補充礦物質。

人體缺乏礦物質，尤其是微量元素，已經成為一種普遍的嚴重文明病，而這正是人類肆意破壞大自然的惡果。礦物質在人體內的功能是全方位的，舉凡身體的組成、消化、代謝、循環、氧化、還原等功能都必須仰賴礦物質的參與。體內的生化反應需要數千種的專一酵素來催化，不同的礦物質常常扮演著致活酵素的輔助因子（co-factor）。礦物質一旦缺乏，即使是缺乏極微少量的微量元素，也將導致某些酵素失去活性，其對代謝功能所造成的傷害，不僅只是衍生疾病，還可能造成衰老，嚴重者甚或致死。所以維持礦物質和微量元素在體內保持均衡，是現代人重要的健康課題，過猶不及都可能危害健康。

近年來，有機農耕漸受重視，有機和生機飲食普受到養生保健專家的推崇，其重要原因之一就是為了補充身體內容易缺乏的礦物

質和酵素。數十年來，人們為了增加農業產能，大量地使用化學肥料，卻只補充了氮、磷、鉀三種礦物質元素，忽略了其他幾十種的礦物質。另一方面，工業污染所造成的酸雨，更是雪上加霜，帶走了土壤裡的礦物質，也就難怪農產品中的礦物質每況愈下了。

長久以來，一味追求功利的人類，自以為科學萬能、人定勝天，以其有限的知識和無限的私慾，不斷地破壞大自然的平衡，因此現代文明所造成的慢性病已經蔚成疾病的主流，再多的醫生都無法醫治或徹底解決這些棘手的問題。我們的自救之道就是順天應人，重拾對大自然律動的尊重；回歸自然，愛護天地萬物，重建自然界的均衡和諧。

人體彷彿是小宇宙，我們對於人體相關的科學知識的瞭解仍然有限，其中有關人體內礦物質的奧秘，就是值得深入探討的部分。獻身於國內外營養工作的張慧敏小姐新作《礦物質的聚會》收集了豐富的資料，付梓之際，有幸為其作序，盼本書能喚醒國人對礦物質和微量元素的重視。

楊乃彥

營養學博士

中華技術學院教授

前德育護專校長

序五

今年3月中應台灣自由基學會之邀回國講學，先後到了輔仁大學、台灣大學以及各大醫學院講學及研討，有機會和昔日老同學們相聚暢談，尤其是和從北一女到輔大都是同班同系的死黨 Lily 見面機會最多（我們在輔大四年受到德籍系主任吳秉雅修女的影響，同系同學均以英文名字相稱，因此 Lily Chang 就取代了張慧敏）。在老友相見歡時，除了互報近況，就是互相比較誰的體重又增加了？誰的皮膚還保有彈性？誰的身體比較健康？相較之下，我和 Lily 都還算合乎標準，也許是因為我們都還在營養學的範疇內繼續鑽研的緣故吧。

Lily 告訴我，她已完成有關水與礦物質的兩本書，其主要原因是基於一般大眾對礦物質認知的誤差和欠缺，以及在飲水方面受到太多不實廣告的誤導，因此促使她將早已構思成熟的理念與知識集結成《好水，好健康》和《礦物質的聚會》兩本書。如今有機會率先拜讀，更感榮幸與快慰。

喝「好水」確實很重要，因為水是人體內最重要的溶劑，在《好水，好健康》的第一篇，就開宗明義指出水的重要性，水分在

人體內所扮演的各種角色和功能，以及如何分辨水質的優劣以及善用水的功能。

在《海水篇》中則是以嶄新的科學觀詮釋海水與生命的關聯性，由進化論起始，依序論述人體對於微量礦物質需求的演變、以及海水和鹽滷對健康的功效等，讀完後真想立刻跑到海邊跳入海中喝口海水、泡個海水浴，享受海水功能的健康洗禮。

近代基礎營養學針對微量元素方面的各項研究頗有突破性的進展，尤其針對維生素和氨基酸兩方面的研究，更為神速。有關礦物質方面，則因微量元素種類眾多，除針對宏量礦物質鈣、鎂、鉀、鈉、硫、磷、氯等早有確定性的研究報告外，直到近年才對微量礦物質鐵、氟、鋅、銅、硒、錳、碘、鉬、鉻、鈷、鎳、矽、硼、鍺、釩等做更詳盡的研究。在《礦物質的聚會》書中除介紹上述的各種礦物質外，更詳述有關鋰、銀、金、鈦、鈧等近三十餘種罕為人知的微量礦物質之保健功能，甚至就中、西醫理極端相異的應用提出精闢的分析和比較，例如，西方醫學認為有毒的汞，卻為中醫所用朱砂之主要成份──硫化汞，它是中醫經常用在治療失眠和癲悸的內服藥。又如中醫應用的方解石其主要含的成分為碳酸鈣，被用於主治胸中留熱結氣和黃疸，其內服用量為9～15公克，竟是西方醫學所用純碳酸鈣10～15倍的用量，（西方醫學施以碳酸鈣補充主要是增加人體內的鈣質，預防抽筋和骨質疏鬆等症）。Lily將礦物質的功能以中西對照比較的方式嶄新呈現，著實開創了中醫和西醫對「元素醫學」的新里程。

筆者在加拿大和美國從事營養學研究已達二十餘年，並且先後

教導過許多主修營養學的大學生以及醫學院醫科的學生們。非常希望能以這兩本極具洞察力的書籍作為參考。

愈來愈多人明白，人類健康長壽的理想境界必須建立在「預防」而非透過「治療」。《好水，好健康》和《礦物質的聚會》這兩本書將帶給讀者健康養生的全新視界，也是熱衷自然醫學和健康食療人士必讀的佳作。

歷任

加拿大，安大略省 Guelph 大學營養學系教授及副教務長

美國，俄亥俄州立大學人類營養與食品管理系系主任及醫療生物化學系教授

美國，俄亥俄州立大學人類生態學院副院長——主管學術研究及國際專題研究

現任

美國，俄勒岡州立大學健康與人類科學學院院長

美國國科會健康醫學（National Institute of Health; N. I. H.）營養食品及醫療生化研究評審

序六

　　在美國行醫數十年，深深體會到病人的痛苦。許多慢性病患，經年累月的服用藥物，病情雖得以減緩或控制，但是絕非完全的治療，因為這些藥物只能掩飾疾病外在的症狀，卻無法治本斷根。

　　經過長期的觀察，我發現許多病患因為飲食習慣錯誤，長期處於「營養不良」或「營養過剩」的「不均衡狀態」，終究導致身體各部位機能失調。如果一般人對於「飲食保健」有正確的認知，那麼所謂的文明病的罹患率定會大幅減少。

　　我常譬喻「儒家」為「米」，「法家」為「藥」。當疾病入侵，則以法繩之，以藥攻之，但是平日的養生，則有賴於儒家的修身之道，養之以米。所謂「米」為食物的統稱，一般的認知即包括：肉類、魚類、乳類、豆類、五穀雜糧類、蔬菜、水果和油脂類等，卻很少有人會注意到「鹽」和「水」的重要性。

　　鹽中所含的礦物質，除氯化鈉之外，其所含多種微量礦物質更是引發身體動力的根源。先進的科學技術，已能分析出多種微量礦物質具有保健預防的功能，在食療上佔有相當重要的地位。而水正

是負責礦物質和其它各類養份吸收和代謝功能的重要化合物。水在生理學和病理學上都佔了極重要的地位，其中，水的基礎效應包含有冷、熱效應，使血管和淋巴腺擴張、促進血液循環暢通、調節血壓上升與下降，並促進發汗調節自律神經功能、幫助營養吸收並排除體內毒素。

再者，水在身體內具有能量效應，水分子能平衡組織器官礦物離子，並且能促進酵素作用及其它生理動力；調整電位差距，維持體內磁場平衡；促進血液循環和經絡氣血的暢通。水還具有水壓浮力效應，其浮力能促使身體四肢筋骨舒張，具有復健功效，水壓能促進呼吸、心臟及行血功能正常化。

美國醫學界早在一九六四年的《今日健康雜誌》（*Today's Health*）中就曾指出血液中的蛋白質和水，可以離開血液的正常通路，而滲透到細胞內，這些過量堆積的水份，可以導致細胞缺氧，引起體內的葡萄糖發酵。而發酵的葡萄糖能讓癌細胞、愛滋病毒、濾過性病毒和細菌更加活躍。因此，這些多餘的水份，就是各類病痛的同謀，因此，對於一般正常人或是病患而言，水質的選擇以及水的吸取量，都同樣的重要。

醫學研究同時指出，人類有一套淋巴管與血管平行，而淋巴管可以遊走在細胞之間。唯有這些與血管平行的淋巴管，能替細胞除去血蛋白和多餘的水份，恢復並增加細胞中的氧。這就表示身體內另有一套管路可協助除去疼痛，增強精力，和消除各類疾病，且不需要依靠藥物或是外科手術。而淋巴系統的作用主要是源自於一連串精密的生化作用，其中水和礦物質是主要的媒介，有了溶於水中

的礦物質，才能啓發酵素和維生素的功能，同時協助增強抗氧化和免疫系統的機能，各類病痛才能眞正消除。

　　舉例而言，病患因爲骨質和關節鈣化而引起疼痛，如果施以正確的食療方法，配合酵素、維生素和均衡的礦物質，並且大量的喝水，尤其是利於吸收代謝的小分子水，就可以協助人體吸收和代謝鈣鹽，減輕病痛，而且這種方法可以眞正的去除鈣化部分，而非僅爲止痛而已。

　　在美國，十個人中有九個人缺乏鉻，而鉻是協助胰島素輸送細胞內血糖和氨基酸的重要元素，並且可以增加能量加速組織生長。缺乏鉻，常導致血中糖份代謝失調，引起糖尿病，而糖尿病的第一特徵就是口渴多尿，患者經常喝水還是口乾，初期病患除了給以適當的飲食控制，加上鉻鹽和補充水份，就不需要藥物治療了。

　　每天攝取必要的水份和均衡的礦物質是必要的健康之道。作者張慧敏女士學有所專，並能學以致用，曾在美國紐約從事營養教育工作多年，並且擔任多處醫師診所和食療中心的顧問。張女士亦經常應各大機關團體之邀至各地舉行健康講座，對常見的慢性病，有獨特的見解。同時在預防和保健食療上，結合西方營養學和中國醫理食補療法，相輔相成，成效卓彰。

　　張女士表示，食療保健，是長期性的飲食規範，必須要有耐心，持之以恆。《好水，好健康》和《礦物質的聚會》這兩本書，是張女士蒐證多種科學文獻，和多年經驗的累積，以深入淺出的方式，將平日最需要，而又最容易被忽略的保健元素 ── 「水與礦物質」做最詳盡完整的解說。希望大家閱讀之後，能分享到眞正健康

的成果。

曾任

南伊州大學副教授

美國紐約西奈山醫學院副教授

現任

美國紐約市立柯勒醫院主治醫生、兼營養主任

美國紐約華埠健康中心主治醫生

序七

　　廿十多年前針灸啓發了我對能量醫學的興趣，很快地能量醫學引導出固本培元的思維，而使我進入了營養學的領域。由於思考模式的改變使我醫療作業的形式逐漸離開藥物而趨向營養，過程中最困擾我的是如何將兩個不同類型的專業融合為一。當時有這種想法的專業人士不多，參考文獻和書籍也很缺乏，使我嘗到了創新的孤獨與徬徨。直到十餘年前知道美國華盛頓醫學院首先創立了一個新科目——臨床營養學（Clinical Nutrition），更堅定了我固本醫療的方針，那種吾道不孤的欣慰，實難用筆墨形容。

　　食物鏈的被破壞，生態環境的被改變，影響了人類營養（尤其是小營養）的來源，也直接左右了人類的健康狀況和抗病免疫能力，抗藥性的病菌、變種的病毒，使人類漸漸減弱了應有的自衛免疫能力，增加了對生命的威脅。幸好預防保健及環保的專家學者們早已注意到回歸自然的問題，環保專家的注意力轉移到土壤生態、環境的保護；營養專家的注意力也由大營養（熱量的攝取）轉到小營養（礦物質、維生素）；醫學專家也由疾病的治療，轉向疾病的預防與保健，使廿十一世紀充滿了生機。

　　人們常說這是一個知識爆炸的時代，人們要學習的東西很多，學習的時間卻永遠不夠。營養碩士張慧敏女士能將其多年來從事營養研究完成之心得，簡單概要、深入淺出地寫成《礦物質的聚會》一書，蒐集範圍廣及礦物質的認知，中西方觀念的結合，化肥對環保的傷害與土壤內礦物質的流失，以及礦物質在人體的交互作用等，對有興趣一探礦物質與人體健康的人士，開啟進入營養之門，必能獲益。

榮民總醫院傳統醫學研究中心主任
卓越診所主持人
榮民總醫院針灸科主任

感謝

　　要感謝的人實在太多了，感謝大家的協助與支持，才能讓我順利的完成《礦物質的聚會》這本書。在此我首先要感謝為這本書做序的約翰・海勒門博士（John Heinerman, Ph. D.）、譚孟春院長（Tammy Bray. Ph. D.）、崔鼎城醫師（Deane Tsuei, M. D.；Ph. D.）、陸俊駿醫師、鍾傑醫師、楊乃彥教授和李健志博士，感謝他們在百忙之中為我寫序。同時，我也要感謝提供相關資訊的季順景（James Giles）先生和楊偉謙博士和善念堂健康研究中心的高敏華老師和八方生化科技股份有限公司給予版權上的協助。此外，特別感謝不辭辛勞為我校稿的好友林良容女士，為我繪圖的楊雲舒小姐。

　　當然，始終鼓勵我的女兒和一直忠心陪我至深夜的狗狗毛毛、小倉鼠、金魚和半夜還快樂歌唱的黃鶯鳥，我也都要由衷的感謝他

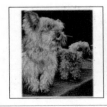 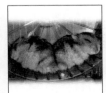 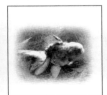 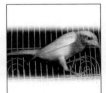

們。

　　最重要的，是感謝支持我的讀者們，並希望這本書能提供更清楚、正確的健康觀念，期待您們的迴響，祝福大家健康、喜悅。

　　　　　　　　　　　　　　　張慧敏　敬上

目錄

　　　　　　＊礦石可內服外用

　　　　麥飯石、硫黃、山羊骨、白石英、不灰木、石膏、伏龍肝、無丁赭石（代赭石）、花蕊石、紅粉、珊瑚、雄黃、代赭石、砒石、石灰、黃石脂、瑪瑙、龍骨、龍齒、硼砂、大海浮石、小海浮石、石鹽（大青鹽）、雲母、石燕、扁青（曾青；藍銅礦）、金精石、理石、磁石、寒水石、玄精石（鈣芒硝）、赤石脂、褐鐵礦（自然銅）禹餘糧、爐甘石、輕粉、滑石、陽起石、鵝管石（櫟珊瑚）、白堊、綠礬、礐石、綠青、綠鹽、鉛粉、白礬、白石脂、朴硝、滑石、琥珀（煤珀）、銀朱、秋石、蛇含石、鐘乳石、光明鹽、密陀僧、朱砂、金箔、無名異、膽礬、錫、方解石、白硇砂、白降丹、金礞石、青礞石、陰起石、紫石英、薑石、銅綠、玉、水銀、消石、長石、紫硇砂

前言

　　科學不斷地進步，人類的生活趨向多元化，因此對生活品質的追求，更加要求盡善盡美。然而，平均壽命提高的情況下，各種慢性疾病卻不斷地危害人體，以致病痛纏身，且罹患慢性病的年齡層也有逐漸下降的趨勢，其最主要的原因，應該歸究於飲水與飲食方法的不當。古有明鑑，「醫食同源」，如果飲食得當，營養得以均衡，不但身體健康長壽，心情愉快輕鬆，工作、事業也能順利發展。

　　「自然醫學療法」逐漸受到重視，人類的飲食習慣與方法已成為保健養生極重要的關鍵。我們平日飲用的水與各種飲料，以及日常的食物，除要求可口之外，更要加強其中營養物質的吸收率，以及排除危害人體的物質，諸如殘留的農藥、化肥、抗生素、防腐劑與腐敗的細菌等。營養保健科學，強調「食療」及「營養均衡」的重要性，然而，人們每日僅注重六大類營養素的攝取，亦即蛋白質、碳水化合物、脂肪、維生素、纖維質及酵素，但是卻往往忽略水份和礦物質的重要性。

　　水約佔人體重量的70％，在人體內擔負著最重要的功能，當人體有脫水現象時，很可能導致休克甚至死亡。水充滿在人體的細胞和各組織中，除了在消化、吸收、運輸及排洩的生理過程中扮演重要的角色外，水中所含的各種礦物質，也是提供養份的重要來源之一。有句諺語「水能載舟、亦能覆舟」，用來形容水的特性是最恰當不過了。將水的特性用於人類，我們更可以說「水能強身，亦能傷身」。現代醫學，往往只重視到水的「量」，而忽略了水的「質」，更從未將原始大海中的海水與人體組織液的關聯性加以深入的探討，甚而忽略海水中所含礦物質的重要性，尤其是維繫著生物體「生命力」的微量礦物質。這些微量礦物質，深藏在大自然的土壤與海水中，是維持生物體生命的最重要元素，但是，我們所食用的鹽，經過離子交換樹脂膜的製鹽法，即我們常用的「精製鹽」，除氯化鈉之外，別無他物，而市面上所謂的「健康鹽」，也不過多添加了氯化鉀或碘而已，真正重要的微量礦物質，早已蕩然無存，可說是徹底浪費造物者所賜予人類的各種珍貴資源。

　　為了讓廣大的讀者更能瞭解每日不可缺少的生命必需品──水與經常被忽略或誤解的礦物質，其對健康的重要性，筆者依據專家學者們的科學研究報告，提供讀者對於水與海水以及礦物質最先進和最完整的資訊。市面上雖有許多關於「水」和「礦物質」的書籍，然其內容各自獨立，並未將生命之起源──海水，其中所蘊藏的水份與礦物質相互的關聯性，以及水、海水和礦物質對生理機能和影響健康的原因加以更詳盡的解說。《好水，好健康》和《礦物質的聚會》這兩本書將從不同的角度，闡述「水」與「海水」、「礦物質」的自然保健新觀念，同時也會幫助大家從市面上琳瑯滿目的瓶裝水、淨水器以及礦物質保健食品中，選擇適合自身需要並

對身體有益的產品。

　　相信讀者在閱讀完這兩本書後，會有意想不到的收獲，同時更
希望您將正確的健康觀念，與親友們分享，期許更多人能獲得健康
與幸福。

作者　張慧敏

CHAPTER 1
礦物質的重要性

1 生命的重量

　　生命有泰山之鈞，亦有鴻毛之輕，仔細推敲，其對生命價值的定義富含哲理，然而生命的眞實重量，到底該如何度量呢？當生命告終，靈魂離開軀體，生命還剩下甚麼？若是生命可以秤量，又該有多重呢？我們以火化的方式處理動物軀體，剩下的灰燼用容器盛裝，以秤度量，就可以得知其生命所剩爲何？重量幾許？如果再進一步以科學的方法檢視這些灰燼，我們將驚訝地發現，在這些灰燼中，竟全是鈣、磷、鉀、鈉、硫、鎂等礦物質和數十種其它的微量礦物質，所以，我們可確定，生命的基礎構造乃由礦物質所組成。同時印證聖經所云「人由塵土所造……」、「生與塵土，歸于塵土」。

2 人體礦物質必須來自外在的供應

　　雖然礦物質僅佔人體體重的 4％到 5％，但卻是維持生命，構成軀體的重要成份。無論是動物或植物，他們的組織器官經過燃燒

後，所留下的灰燼，就只含有礦物質，其中尤以鈣和磷的含量最多，佔所有礦物質含量的四分之三，鉀、硫、鈉、氯、鎂等總和僅佔其餘的四分之一，而其中尚含極少量的微量礦物質，驚人的是，這些微量礦物質的種類，卻多達七十餘種。

　　雖然，人體可以自行合成某些種類的維生素，但是絕大多數的維生素都必須攝取自日常的食物。而礦物質的需求則絕對依賴食物和水的供給，別無其他途徑。為了延續生命，人類必須由水和食物中、或是營養補充劑中攝取足夠的礦物質。

③ 礦物質是生命的原動力

　　生命力有賴於礦物質，礦物質對人類健康有絕對的重要性，沒有礦物質，就沒有生命。如前所述，生物體經過火化後的灰燼，就僅存礦物質。生物體細胞內的各種礦物質組合均衡，就能免於各類病痛，並能延年益壽。人體缺乏某些礦物質，會造成發育遲緩，免疫機能不足，抗病力低，精神狀態偏差，身體機能減弱，代謝作用異常，身體各部腺體均無法正常運作。

　　人體內，除了極少數的礦物質為游離狀態的金屬離子外，大部分的礦物質如血紅素和甲狀腺素等，皆以有機化合物的形態存在於體內。而其他部分的礦物質如磷酸鈣、氯化鉀和氯化鈉等則是以無機化合物之形態存在於體內。

　　許多重要的礦物質，例如，鈣、磷、鎂、硫是形成骨架、骨質和牙齒的主要成份；稀有礦物質包括：鋅、鉻、硒、鈷、氟等也是形成體內酵素之必要元素；有了它們，身體內千餘種的生化機能，才得以正常運作。

　　西元一九八○年，美國國家科學研究會曾發表研究報告：「當

一群人或是一個地區的人，普遍缺乏某種營養素時，水對他們而言更形重要，因為水中含有益健康的稀有礦物質。」此外，嬰兒飲用的母乳，亦含有各類稀有礦物質，可幫助幼兒生長，及產生對抗疾病的免疫功能。

綜觀上述，足證礦物質為生命延續的重要動力。表（一）

表（一）　人奶中主要礦物質及其含量

主要礦物質	濃度範圍 （毫克／公升）mg/L	稀有礦物質	濃度範圍 （微克／公升）μg/L
鈣	3.5	鋅	400—800
鎂	0.4	鐵	200—1450
鈉	1.5	銅	150—1340
鉀	5.7	硒	7—60
磷	1.5	鉻	0.43—80
硫	1.4	錳	6—120
氯	4.0	鎳	10—150
		鈷	0—440
		鉬	0—2

註：稀有礦物質含量差異性與授乳母親的飲食習慣有直接關聯。

礦物質缺乏對人體的影響：

1.身體各系統功能失調。

2.身體無法吸收養份和排除毒素。

3.細胞無法正常分裂，產生早衰老化現象。

4.新陳代謝無法正常進行。

5.體內電解質和pH值無法平衡。

6.缺乏任何一種礦物質，都會影響其他相關礦物質的吸收
和運作。

7.中樞神經訊息無法正確傳導，影響精力、腦力及情緒的
平衡。

8.影響橫紋肌的收縮功能，導致動作遲緩或偏差。

9.影響心肌的收縮功能，導致心臟血管的收縮和腸胃的蠕
動失調，病痛由此而生。

10.免疫系統訊息無法正確傳導造成免疫功能失調，形成
各類免疫功能失調的疾病。

CHAPTER 2
礦物質與人體健康的關係

1 礦物質存在人體內的質與量

　　礦物質可依人體的需求量來區分，若每日需要的攝取量大於100毫克（mg），稱為宏量礦物質或是巨量礦物質（macromineral），例如，鈣、磷、鈉、鉀、氯、鎂和硫等；若每日的攝取量少於100毫克，則稱為微量礦物質（micromineral），例如，鐵、銅、鋅、錳、錫、矽（硅）、氟等；而每日用量以微克計算者，稱為超微量礦物質（ultratrace mineral），例如，硒、釩、鎳、鉻、碘、鈷、鉬等。微量礦物質和超微量礦物質以及維生素等均為人體必要的微量元素。

　　不同的礦物質具有不同的生理機能，並且主控人體各類器官、組織系統的功能。人體可由各種動、植物性食物，鹽，水和空氣中攝取到各種礦物質。影響人體吸收礦物質的原因很多，外在因素有：環境、空氣、土壤、水源等；內在因素則在於攝取礦物質的形態與質量，或是人體的健康狀況、性別、年齡與生活習慣等。

　　有一部分的礦物質，是以有機化合物的形態存在於體內，例

如，磷脂類、血紅素、磷蛋白質、甲狀腺素等；另一部分的礦物
質，則爲無機化合物，例如，氯化鈉、氯化鉀、磷酸鈣等；另外還
有非常少的部分的金屬離子，以游離狀態存於體內。

② 礦物質對人體的主要功能

　　礦物質的質與量以及在人體內的均衡情形都直接或間接的影響
到人體的健康狀況。礦物質對人體各部的功能包含了各種生化反應
過程，而其間的各種過程都與人體的健康有著密切的關係。

礦物質對人體主要的功能有：

1. 活化人體細胞。在礦物質完全均衡的狀態下，可以提升身體
   的生化作用，避免因老化所引起的各類病痛。
2. 爲構成堅硬組織的主要成份，例如，骨骼、牙齒等包含了大
   部分的鈣、磷和鎂等礦物質。
3. 維持循環系統，血壓和酸鹼值的均衡，並能調節滲透壓，控
   制細胞內外水分的平衡。
4. 促進消化、吸收和排泄的功能。
5. 爲構成柔軟組織的必要成份，例如，肌肉，和神經內含有多
   量的鉀。
6. 神經系統需靠礦物質來傳達各種訊息和指令，以控制肌肉收
   縮，促進神經對刺激的正常反應。
7. 調節生理機能，體液中的礦物質可以促進新陳代謝，清除體
   內毒素和廢物。
8. 輔助酵素、腺體賀爾蒙和維生素的形成。例如，鐵在觸媒酵
   素（catalases）和細胞色素氧化酶（cytochrome oxidase）

中；鋅在分解蛋白質的羧肽酶（carboxypeptidase）中；碘在甲狀腺素內；鋅在胰島素內。稀有礦物質更是構成維生素的重要成份，例如，鈷、銅、硒存在於維生素 B_{12} 內，硫存在於維生素 B_1 內。

9. 穩定情緒及精神狀態。

10. 保護身體不受有毒物質的傷害。促使白血球活躍，強化免疫機能。

11. 是各種生理反應的接觸劑，對各種營養素的分解代謝及合成有觸化作用。是許多重要輔酵素的基本元素。

12. 可增強體力，克服壓力。

③ 微量礦物質與慢性疾病

醫學進步，人類的壽命逐漸增長，但是各種慢性病痛，反而有增無減。而這些慢性病的發生率，與缺乏某些礦物質有相當的關聯性。造成礦物質缺乏的原因，除了營養攝取不均衡之外，環境污染造成體內自由基生成過多，導致細胞破壞產生病變，身體機能失調，或加速老化等，茲將前述各類礦物質與常見的慢性疾病之間的相關性列表如下，表（二）。

表（二）疾病與礦物質的關聯性

疾病名稱	需要加強補充的礦物質
貧血	鐵、銅、鈷、鋅、硒
骨、齒發育不良	鈣、氟、矽、鋅、錳、硼
牙周病	錳、鐵、銅、鋅、鎂
白內障	碘、硒、銅
視網膜病變	銅、鋅、鉻、鈣、鎂、錳
氣管炎	鎳、鋅、鈣
畸形兒	鋅、硒、銅、鈷、錳、鉀
風濕、關節炎	銅、硼、鈣、鎂、鉀、鋅、鐵、氟
口瘡炎	鋅、銅、鐵
腹瀉或便秘	鋅、銅、鐵、鎂、鉀
肝功能失調、肝炎、肝硬化	硒、鉻、鈷、鋅、鉬、錳、鎂
氣喘	鋅、碘、鉬、鎂、鉀、鎳
不孕症	鋅、硒、銅、鋅、鈷、錳、鈣
生殖系統異常	釩、錳、鋅、鉻、硒、鈣
糖尿病	釩、錳、鋅、鉻、硒
手腳冰冷、麻木	鎂、鈣
痙攣	鈣、鎂、錳、鈉
心血管疾病	鋅、氟、鍺、釩、硒、錳、鈣、鎂、鉀、銅
免疫系統衰退	鋅、硒、鉻、銅
肌肉萎縮與纖維化囊腫	硒、錳、鉀
過動症	鋅、鎂、鈣、鉻、鋰
脫髮	鋅、銅
脆指甲	鋅、鐵、鈣
憂鬱症	鈣、鋅、鈉、鎂
癌症	硒、鍺、鎵、鐵、錳、鉻、鋅
更年期綜合症	硼、鋰、銅、硒、鋅、錳、鈣、鎂
腎臟病	鋅、鈷、鐵、硒、鈣、銅

CHAPTER 3
礦物質的形態與類別

1 離子化礦物質 (ionic minerals)

　　將食鹽、蔗糖等物質溶解於水中,即均勻分散而成清澈的水溶液,在化學上稱之為真溶液 (true solution),一般酸、鹼、鹽類等溶於水中的礦物質多為真溶液,且具導電性。礦物質須在離子化的形態下,方能被人體吸收。離子化礦物質的粒子 (一個原子或一群原子) 帶有電量,帶正電的離子稱為正離子,帶負電的離子稱為負離子。身體內重要的正離子包括:鈉、鉀、氫和鈣,重要的負離子包括:碳酸、氯化物、磷酸。唯有在熔合或溶於水中的兩種形態下,礦物才會帶有電價 (銅絲就是熔合導電的例子),但人體只能運用帶電解質、具有生物電能的礦物質。

　　人體中七十餘種電解化的礦物質其所有的作用尚未得知。但是,許多重要的身體功能的確是憑藉電解質在細胞膜的移動而得以發揮。例如,藉由鈉、鉀、鈣滲透神經細胞膜或肌肉細胞膜的作用,得以傳遞至神經膜內的電學變化因而產生肌肉收縮,就是體內電解質的重要功能之一。

2 膠黏性礦物質（colloidal minerals）

若將樹膠、蛋白質等物質溶於水，它們亦可在水中均勻分散，但其溶液不完全澄清，但亦不會沉澱，這種溶液稱之爲膠體溶液（colloidal solution）。膠黏性礦物質是包含一個大型分子或是一群小型分子在固態、液態和氣態中的礦物質。膠黏體不能溶解，也不能以透析方式穿過細胞膜。膠黏性礦物質在溶液中呈懸浮狀，不能導電，也不能在體內產生生物電解現象。以字典中的解釋膠體是一群微細的粒子的懸浮液或溶液。這種粒子大約是一英吋的二十五萬分之一到二億五千萬分之一大。但是這種超細的粒子還是比一般的分子爲大。膠黏體和分子之間分散的分界點不能完全設定。因爲從粗粒分散轉化爲分子分散的過程是連續性的。

膠黏性必須具有下列三種特性：第一，它必須是混合物（由不同元素所組成，例如，銀和水）；第二，必須多形態的（要有不只一種的形態，例如，固體和液體，氣體和液體等）；第三，粒子必須不能溶解（不能溶解而呈懸浮液，而且無導電性）。這三項特徵能互相作用，讓膠黏體更有特質。

3 膠黏性礦物質具殺菌和癒合功效

膠黏液中的金屬離子有時明顯的比眞溶液更有用。例如，眞溶液硝酸銀溶液，因爲具有腐蝕性，會嚴重破壞身體組織和體液，對身體害比益多。相反的，在膠黏液中游離的銀，其中多量的銀離子對濾過性病毒、黴菌、酵母菌和細菌等微生物具有殺傷力。但是毀損性很和緩而不至於刺激到身體組織。膠黏性的銀粒子不能被身體內的組織吸收。所以膠黏性的銀可直接塗抹在脆弱的細胞膜上，例

如，滴在眼睛裏，沒有刺激性但有醫療效用。膠黏性銀不同於硝酸銀眞溶液，因爲硝酸銀中的銀具有腐蝕性，會對表皮產生刺激、灼熱感。其他又如離子化活性礦物質也可以直接塗抹在新割的刀傷或青腫的皮膚上，但是會如酒精般的含有刺激性，可是它的治療功能卻遠超過消毒劑，但是，以膠黏性銀來塗抹，不但具有殺菌功能，而且免於螫痛之感。

最近發現，某些潰瘍是因細菌引起的。以前並不瞭解爲什麼膠黏性的銀能治療潰瘍，現在可以簡要的解釋這種不可思議的效果，是基於膠黏性的銀能殺死細菌。目前可以證實，在膠黏狀的物質比成眞溶液的物質有醫療上的價值，因爲眞溶液對身體組織能產生嚴重的損壞性。但是，爲了治療頭痛或是風濕病痛而服用過多的抗發炎藥物（NSAIDS）而導致潰瘍。治療上類病痛最好的方法是停止服藥而另想他法。如今，不必求助於只能令人感覺麻木的止痛劑或是危險的外科手術來醫治關節炎。也許，天然抗生素膠黏性銀液是新的自然療法。

同時，新的燒傷也可直接擦抹「活性礦物質」，不但不會產生刺激性，而且能很快的消除痛感。有關電解礦物質能治療燙傷的理論尚未明瞭，但是它能像魔術般治癒燙傷而不感到痛楚和不受外物的感染。

4 鉗合環狀的螯合礦物質（chelated minerals）

有些礦物質補充劑的製造廠，將他們的礦物質「螯合」。螯合的名詞來自早期希臘的「爪」字，也就是元素被某種化學物質的爪嵌住後，進入細胞內，經過生化過程後再行分離。細胞膜由脂肪和蛋白質包裹成二層。這層膜包圍住細胞，並有調節物質進出細胞的

功能，因此有用的物質諸如營養份和氧可進入細胞內，而有如二氧化碳之類的廢棄物等排出體外，微小的電解性礦物質的分子，可以自由出入細胞膜，但是較大的有機螯合的礦物質，則必須借助適當氨基酸的攜帶才能通過細胞，經過一連串的生化作用，再游離成為離子形態後，才能被身體吸收。螯合礦物質被身體的吸收率，較一般穩定型的礦物質化合物為高，但是它必須耗費身體能量，使其成為具電解形態的礦物離子，因此它並非最理想的礦物質補充劑。

CHAPTER 4
微量礦物質與抗氧化

1 什麼是自由基

　　所謂自由基就是指一個或多個不成對電子的原子或分子，它們必須偷取附近的電子以維持其安定性，而這些遭受到被偷取電子的分子則因失去穩定性而成為自由基，且不得不去偷取其鄰近的電子，如此形成惡性循環的「自由基連鎖反應」進而危害到生理組織，導致疾病。人體需要從食物中獲取能量，因此不斷地進行氧化、還原、吸收、排泄等新陳代謝作用，當氧化還原作用不完全時，所剩餘的氧反而會形成「活性氧」，且會攻擊細胞組織，造成細胞病變，損害人體健康，此種「活性氧」也是自由基的一種。

2 人體內產生自由基的生化過程

　　自由基在人體內會侵犯DNA、蛋白質和細胞的脂肪膜，這類附有自由基的細胞會因此而逐漸破壞衰老，以及引發細胞病變，產生各類慢性疾病和癌症。自由基之所以造成傷害是因為其活動性強。如前所述，自由基之所以具活動性，是因為它們的分子少了一

個電子。放射線、二手煙、藥物、農藥、營養不良、精神壓力等都可以導致各種分子轉化成為自由基。在人體內，最常見的自由基為氧化基（oxyradical），不論你喜不喜歡，它都會產生！

　　氧化基是在細胞中的粒腺體內形成，在粒腺體內可以將食物轉化成為運轉的能量，粒腺體可以吸取從碳水化合物或其他食物轉化而成的高能量電子，再經過一連串的反應，從電子中釋出能量，同時製造出鈷胺素腺苷轉移酶（ATP）以提供大多數細胞的燃料。氧的主要功能是在這一連串作用完成後，抓住電子。但是，卻有百分之三的機率其中的氧多抓了一個氧。有如一個壞的化學家，氧化基不能像正常的氧，抓住電子，而氧化基卻黏住任何一個分子來解除它多出的電子。例如，它可以拴扣住細胞的去氧核糖核酸（DNA），因而改變或甚至破壞了它的螺旋結構。氧化基也可竊取細胞膜內脂肪分子的正電，而這遭竊的分子可能又竊取其鄰近的正電，就這樣一直竊取下去，直到細胞膜產生變異。如果這種變異延展至許多蛋白質，經過細胞膜形成窄槽，就可以阻擋細胞的進入通道，導致細胞病變。

3 自由基造成各種病變

　　當因為自由基損傷累積過多後，細胞會變得呆滯、不能分裂，因而可能特別傷害到肌肉組織、腦和眼睛的水晶體，而遭受損壞的細胞就是衰老的主因。失去正常功能的細胞逐漸形成癌細胞，引發腫瘤和癌症。此外，也會導致心血管疾病、呼吸道疾病、腎臟病、肝炎、肝硬化、糖尿病、白內障、視網膜病變、關節炎、紅斑性狼瘡、巴金森氏病、老人痴呆等病症。

4 適量的礦物質可以抵抗自由基

當自由基尚未能加害人體之前就應該開始清除它。多數的礦物質，尤其是微量礦物質具有輔因子的功能，協助維生素或酵素的生成，促進其抗氧化功能，而非以自身來充當抗氧化劑，這些微量礦物質包括：銅、錳、鋅、鐵和硒，有如活化劑（activators），可促使人體內的酵素活躍，沒有它們，維生素和酵素具保護的抗氧化作用很可能銳減，甚至根本不存在。當身體內含有均衡的礦物質後，抗氧化功能不但能增進人體內的免疫力，而且能保護人體不受輻射線和致癌因素的干擾。

關鍵而言，氧的重要性是生死交關的。一方面，沒有氧，我們就不能生存。而另一方面，氧能導致氧化作用。車子的油漆氧化後變成白色；金屬氧化後會生鏽；牛油氧化後變成腐臭；蘋果氧化後變褐色而腐壞，心臟組織氧化後，導致心血病的先驅；腸管組織氧化後，可能會導致直腸癌。氧化作用對身體組織可以產生大幅度的影響。

再舉例而言，有一種酵素叫做超氧化物歧化酶（superoxide dismutase; SOD）可以轉化氧化基成為過氧化氫。但是形成過量的過氧化氫又會產生更多的自由基。因此另一種酵素，過氧化氫酶（catalase）用來分解過氧化氫而產生水和氧。這兩種酵素需要一起合作。

我們常用維生素A、C、E以及葉酸作為增強體內防禦，抗拒自由基，這些維生素和酵素攻擊自由基的方法不同，它們吸收額外的電子但本身不會轉變成自由基，因此讓具有破壞性的連鎖反應停止。無論是用維生素或是酵素來對抗自由基，我們都有賴於微量礦

物質，例如，硒、鋅、鍺、銅、鐵、錳等在體內達成均衡，以協調
強化輔酵素的功能，才能徹底達到清除自由基的機能。

CHAPTER 5
微量礦物質與酵素

① 酵素在人體內的功用

　　酵素是一種可以調節體內化學作用的蛋白質,需與輔酵素一起作用,輔酵素則是由維生素和礦物質衍生而成。若沒有維生素與礦物質,輔酵素無法發揮正常功能。

　　身體各部位的細胞均能產生不同的酵素;不同的酵素群分佈在不同的組織中,產生其獨特的功能。舉例而言,胰臟所分泌的消化酵素包括有脂肪酶、蛋白酶和澱粉酶,對於人體的脂肪、蛋白質以及澱粉的消化過程極為重要。人體內的化學變化,酵素扮演著催化劑的角色,也就是說它可以促進化學變化的速率。此類化學變化可能是修改部分體內組織中的酶解物,使其分裂或是將兩個酶解物結合。酵素的形狀決定它的活動和形態,酵素只能與其有互補形式的酶解物結合,當酵素和酶解物結合後,促使酶解物內產生化學變化,此時,酶解物雖然產生變化,但酵素本身並未變化,因此又可繼續和另一個酶解物結合,使其再產生化學變化,如此相同的作用重複發生,以維持人體內各組織機能持續而有規律的運作,所以,

我們幾乎可以認定生命的延續需仰賴酵素作用。

② 礦物質是活化酵素的基本元素

我們已知道酵素的活化需要輔酵素，而輔酵素的生成更需要維生素和礦物質的存在，其中又以微量礦物質最為重要。舉例來說，人體之所以容易受到酵母菌的感染，是因為骨髓酶無法活動的緣故，而細胞內的骨髓酶，需依靠碘調節細胞內的免疫功能。骨髓酶需要碘來產生細胞內抗酵母菌的功能。同時硒不足時，細胞對酵母菌的免疫功能也會減弱。又例如白血球、淋巴球和吞噬細胞（phagocytes）是三種主要調節細胞免疫功能的細胞，它們都需要硒來促使穀胱甘肽過氧化酶（glutathione peroxidase）與其產生作用，才能達到吞噬細菌和抵抗病毒的防禦功能。其他各種抗氧化劑包括：銅、鋅、鎂、鍺、錳等缺乏時，會影響到超氧化物歧化酶和穀胱甘肽等輔酵素的功能。沒有適量的礦物質和維生素，這些輔酵素就無法進行活化酵素的功能。

植物可以將多種礦物質分解成離子化形式或有機形式，這就是供給我們身體所需礦物質的主要來源。但是，如果耕種的土壤本身缺乏礦物質，那麼，我們所吃的食物自然也隨之缺乏。近幾十年來，美國50％的土壤已逐漸遭破壞而呈貧瘠的現象，而台灣的土壤更為貧乏污染，適量礦物質的補充，可能值得醫學界和營養學界多加研究。

CHAPTER 6
礦物質的營養保健科學觀

1 礦物質是營養保健的主要功臣

現今社會對預防醫學的重視已有相當的認知，因此五花八門的「健康食品」層出不窮。雖然優良的健康食品確實可以彌補人體某些必須的營養素，但是卻不能涵蓋整體所需量的均衡。例如，啤酒酵母含豐富的維他命B群，但礦物質含量卻非常有限；蜂膠含有豐富的生物類黃質（維他命P），但缺乏其它各類必須營養素；小麥胚芽含有豐富的氨基酸，然其所含微量礦物質卻非常低；靈芝和人參富含鍺和三萜等多糖體，卻也無法提供均衡而全方位的營養素，尤其除了鍺之外的微量礦物質也少之又少。

事實上，礦物質才真正是營養保健的主要功臣，「二十一世紀的保健科學」將由礦物質獨領風騷，獨占鰲頭，礦物質和生命的基源將更倍受世人矚目，礦物質無論在大自然界的生態中，或是對人體健康的維持，都具有極為深切的影響力。

* 認識各種與人體相關的礦物質

　　茲將科學界已經瞭解或有待更進一步研究的各種礦物，其在營養保健的領域上所具備的功能與實用性分述如下。

認識礦物質鈣（calcium; Ca）—— 強化骨骼、神經的礦物質

〔鈣對人體的主要功能〕

　　巨量礦物質鈣（calcium）是在西元1808年由科學家 Davy 發現，並且將它命名為 Calx 意義為「石灰」。鈣在人體內含量比例居所有礦物質之首。成人體內鈣的含量約為700～1400克（g），多以無機鹽的形式存在於體內。其中99％存在於骨骼與牙齒中。鈣與磷結合成為鹽類例如，磷酸鈣$Ca_{10}(PO_4)6(OH)_2$，磷酸鈣能使骨骼強硬，牙齒堅實。鈣的主要功能為調節橫紋肌、心肌和神經的活絡性，並且能在生物體柔軟組織、血液及體液內，與其他礦物質配合，共同調節生理機能；鈣可調整毛細血管和細胞膜的滲透性，調節血鈣的含量，並幫助血液凝結；鈣並參與對某些酵素的作用。此外，對女性而言，鈣可增強排卵機能，與妊娠有密切的關係，同時還可以緩和精神壓力，減少生理期的不適。

〔鈣缺乏或過量時對身體的影響〕

　　鈣質缺乏，可以導致兒童骨骼及牙齒發育遲緩、老人骨質疏鬆、肌肉手足抽搐痙攣、下背酸痛、血液不易凝固、心悸、指甲脆弱、失眠等，同時也容易引起心血管疾病、高血壓、動脈硬化、氣喘、關節炎的病痛。反之，鈣量在體內過多時，則會導致心跳緩慢、肌肉無力，並容易引起組織鈣化和結石。

〔每日所需鈣的劑量〕

　　成人所需要的鈣量，與年齡、性別以及平日的運動量有相當的關係。一般而言，平均每人每日所需量可從 500 毫克至 1,200 毫克不等。許多醫師和營養師建議，停經期以前的婦女每天攝取至少 1,000 毫克，孕婦、停經後的婦女和年長的男性，每天應該攝取 1,500 毫克。攝取低量蛋白質的人，其每天鈣的需要量也較低。因為通常高量蛋白質也含有高量磷酸鹽，影響鈣的吸收。

〔鈣的天然來源〕

　　綠色蔬菜類，例如，芥菜、芥蘭菜、莧菜等，乳製品，例如，牛奶、優酪乳、乳酪、起士等，堅果類，例如，杏仁、核桃、南瓜子、小麥胚芽等，海產甲殼類，例如，蛤蜊、牡蠣和蝦類、魚等，蛋、黃豆和豆製品以及糖蜜等均含豐富的天然鈣質。

〔鈣在人體內的代謝作用〕

　　鈣質的代謝作用對人體的生理現象，極為重要。其中包括了維持血鈣的正常濃度，以及保持體內酸鹼的平衡，與鈣在人體內的代謝作用互有關聯性的包括了腸道對鈣的吸收量與排出量；骨骼內鈣質的適度儲存量；腎臟對鈣由尿液中排出量；副甲狀腺對鈣質恆定調節度。因此人體內的鈣質，不但要瞭解其吸入率更要瞭解其排出的平衡率。

〔有利鈣質吸收的因素〕

　　鈣質的吸收，大部分在小腸的前端，也就是在十二指腸的部位就被吸收了。有利於鈣質吸收的因素有：

　　1.人體對鈣質的需求量。平日我們從飲食中對鈣的吸收率約為

30％，但是正處於生長期的兒童、孕婦和授乳的母親，因為對鈣質的需要量大，因此從日常飲食中對鈣的吸收率可增加至40％以上。但是平均個人對鈣吸收的差異性很大，可以從10％至40％。一般而言，鈣質的吸收量與身體的需要量成正比。

2.鈣的吸收率與胃酸的分泌有密切的關係，除了離子化的鈣外，一般鈣鹽必須先溶解在酸性溶液中，因此胃酸的多寡就直接影響到鈣鹽的溶解度，同時當膽汁、胰液和食糜混和後因為鹼度增高，也能降低鈣鹽的溶解度，一般老年人因為胃酸減少，因此對鈣的吸收率逐漸降低。

3.蛋白質的供應量與鈣的吸收率有正負兩面的影響，飲食中含有充分的蛋白質，同時能供應某幾種胺基酸，例如，離胺酸（lysine）、精胺酸（arginine）及絲胺酸（serine）等，有助於鈣質的吸收，因此一般食用高蛋白質飲食的人，其對鈣質的吸收率較食用低蛋白質飲食的人要高，但若食用過量的蛋白質，則會導致體內鈣質的流失。

4.腸道內嗜酸菌的多寡也是促進鈣吸收的原因，一般的嗜酸菌例如，乳酸菌，能維持腸道內適當的酸性環境，有助於鈣質的吸收。

5.維生素D能幫助鈣質通過小腸黏膜，並可促進小腸粘膜細胞分泌與鈣結合的蛋白質，加強對鈣質主動運送到細胞內的功能，因此有助於鈣質的吸收。

6.維生素C能使腸道維持適當的酸度，也有利於鈣質的吸收。

妨礙鈣質吸收的因素：

妨礙鈣質吸收的因素除了因為生理狀況以及前述有關蛋白質、維生素C和維生素D不足外，還有下列數種原因：

1. 腸胃道蠕動過快，經常腹瀉的人，由於食糜經過腸道的速度過快，因此鈣質無法充分被吸收。

2. 飲食中含過多的纖維質。因為纖維夾帶部分鈣質，不能為人體消化吸收，因此鈣質也隨著纖維質一起排出。

3. 腸道偏鹼性，妨礙鈣鹽的溶解，因此鈣的吸收量減少。

4. 飲食中草酸（oxalic acid）的含量過高。草酸是一種有機酸，多存在於菠菜、芥菜、甜菜、茶葉和可可粉中。草酸能與鈣結合成為不能溶解的草酸鈣，無法為人體所吸收。但只要在日常生活中不大量食用，對人體中的鈣量，不至影響太大。同時菠菜中所含的鈣，足以和其含的草酸結合，而不致影響到其他食物所含的鈣質。

5. 植物酸（phytic acid），植物酸也是一種有機酸，多含於穀類的糠皮中，可與鈣結合成為不能溶解的植物酸鈣。但是如果平日鈣的來源充足，且穀類佔日常飲食之比例正常的情況下，不致造成太大的妨礙。

6. 體內過多的脂肪酸能在腸道中與鈣結合，形成難溶於水的鈣鹽，即為俗稱的鈣肥皂。因此飲食中含過多的脂肪或是脂肪吸收不良，都會導致鈣的吸收量減少。

7. 經常飲用蘇打汽水、鹼性飲料、糖果等食物，以致中和胃酸而阻礙了鈣的吸收。

〔鈣與骨質疏鬆症〕

　　骨質疏鬆症是婦女更年期後最常發生的病症，患者雖以婦女居多，但是飲食不當的男性也常有骨質疏鬆的徵候。骨質疏鬆症主要是骨質中的鈣質流失，因此骨質密度降低，骨質變得疏鬆空洞，骨質脆弱易斷裂，容易造成骨折，身長萎縮變矮、駝背、神經受損及關節疼痛等。

　　骨骼主要的成份為磷酸鈣。嬰兒出生時，體內的鈣量約為28公克。從嬰兒期、少年期直到成年期，骨骼逐漸增長加硬，直到二十歲左右，此時成年人體內的鈣量約為1000～1200公克。人體中99％的鈣質都存在骨骼中，而負責調節體液鈣離子濃度的鈣，只佔了1％的含量。鈣質的排出量與吸收量須保持平衡。鈣質的來源，全靠平日的飲食，而其吸收量約為30％左右。成人每日經由尿液排出約180毫克的鈣、經由汗液排出20毫克的鈣，如果夏季或運動後，出汗多者，尚不止此量，此外約有130毫克的鈣來自消化液再經由糞便排出。因此除去未被吸收的鈣之外，人體平均每日消耗損失鈣的總量約為330毫克。如果人體每日不能充份彌補所流失的鈣質，以維持和調節生理機能，日後必定導致骨質疏鬆。

　　骨質疏鬆症的原因很多，但主要因素都在於人體對鈣質的吸收和排泄機能失調而引起的。如前所述，鈣質的吸收量與排出量須保持平衡，也就是鈣質的沉積與釋出的平衡。鈣質經吸收後，隨血液循環送到身體各部，當血液中鈣離子含量降低時，副甲狀腺便分泌出副甲狀腺素，刺激腸道黏膜，增加腸道對鈣質的吸收，並且促使腎小管重新吸收鈣質並排除磷酸鹽，以維持血液中鈣與磷的正常比例，如果人體吸收的鈣量不夠用時，副甲狀腺素則可促使骨端儲存的鈣質從骨骼中迅速釋出，以維持血鈣的正常濃度。一般正常狀

況，骨骼內鈣質的沉積作用與脫鈣作用彼此保持平衡。在生長發育期，加添進入骨骼中的鈣質超過從骨骼中輸出的鈣質時，則為正的平衡；反之，當飲食中供應的鈣質不足時，就得從骨端和骨幹中所含的鈣質釋出，此為負的平衡。若是人體長期處在負平衡狀態，要有40％的鈣質從骨骼中釋出，方能從 X 光片查出骨質疏鬆的徵兆。而此時，骨骼已經脆弱，極易發生骨折。

　　骨質疏鬆症的預防主要是以補充足夠的鈣質和防止鈣質的流失兩方面同時進行。除了平日補充適量的鈣質外（成人應在1000～1500毫克之間），尚須補充適量的維生素 D，更年期婦女還應增加雌激素荷爾蒙。此外，適量的運動，有助於鈣質的吸收。避免飲酒、咖啡及濃茶，而長期服用類固醇藥物、抗凝血劑、含鋁的制酸劑、抗痙攣藥物、甲狀腺劑、緩瀉劑等的人必須增加鈣的服用量。值得注意的是，根據研究結果顯示，凡是受到長期精神壓力或是過度煩惱的人，其血鈣往往表現出負平衡，即使飲食供應充足的鈣量也無濟於事，因此，保持樂觀平和的心境，也是預防骨質流失的重點之一。

認識礦物質鎂（magnesium; Mg）—— 強化酵素、精力的礦物質

〔鎂對人體的主要功能〕

　　巨量礦物質鎂（magnesium），於西元1775年科學家 Black 所發現，由於產於希臘北部的 Magnesia 鎮，因此就依照地名命名。在成人體內的含量約為21至35公克，有一半以上的鎂與鈣及磷結合成為磷酸鎂、碳酸鎂和其他鎂鹽存在於骨骼中，其餘的則儲存在柔軟組織和體液中，例如，存在於：肌肉、心肌、肝、腎、腦、淋

巴和血液等組織內，只有1％的鎂存在於血漿內，並多呈離子狀態，是細胞內重要的陽離子。在肌肉組織，鎂的含量多於鈣，然而在血液中所含的鈣則多於鎂。

鎂的主要功能除了是構成骨骼與牙齒的主要原料外，更可以說是生命的必要元素，最初的原始生物，其核心就因含有鎂元素，才能進行光合作用。

所有與能量ATP變成ADP相關的酵素均需要鎂的參與。鎂離子也是輔酵素的成份，對核酸DNA的轉錄與RNA的複製和蛋白質的合成非常重要。鎂有助於皮質酮（cortisone），能調節血磷濃度，並能調整細胞內的滲透壓和體內的酸鹼均衡和體溫。鎂離子與鉀、鈉、鈣離子共同調節神經的感應及肌肉的收縮。人體要吸收維生素A、B群、C、D、E和鈣質時也需要鎂的協助。

[鎂缺乏或過量時對身體的影響]

飲食中含鎂太少，或吸收不足、排出量增多、長期酗酒，或是長期服用利尿劑、抗生素藥物，皆可能導致血鎂濃度降低，其症狀與低血鈣相似，神經肌肉過敏性增高、手足顫抖抽搐、心跳加快、心律失常、血壓升高、精神錯亂及產生幻覺等。長期缺鎂，可能會損傷腎臟功能，或導致腎結石、心肌鈣化等現象。此外，缺乏鎂時，礦物質鉀也會從細胞液中流失，如果此時體內鈣質不足而磷又特別豐富，常會導致心臟病。

反之，如果體內鎂鹽過多時，會抑制中樞和周圍神經，出現肌肉無力、嗜睡、口渴等現象。但是在臨床上，則常用鎂製劑來作瀉劑、抗胃酸及降血壓等。

[每日所需鎂的劑量]

在正常情況下，每日鎂的需要量，成年人大約需300～500毫克，兒童則需200～300毫克，成長中的青少年需要量稍多，約在350～550毫克之間，長期服用利尿劑或抗生素的人，或患有糖尿病、肌肉衰弱、抽筋、癲癇症的人則需加至每日600毫克，孕婦及乳母每天也需要600毫克的鎂。

〔鎂的天然來源〕

五穀類、小麥胚芽、豆類、堅果類、海產、魚類、瘦肉、乳類、糖蜜、蝸牛、海製的鹽鹵。

〔鎂在人體內的代謝作用〕

鎂跟鈣一樣，在小腸前部和十二指腸處吸收，許多影響鈣吸收的因素，同樣也會影響鎂的吸收，例如，酸性溶液可以促進鎂的吸收；而草酸、植物酸，過多的脂肪，過多的磷酸鹽或鈣都會妨礙鎂的吸收。副甲狀腺素可以促使小腸吸收的鎂量增加，而維生素D對鎂的吸收與排泄均無影響。

飲食中的鎂大約有45％被吸收，而所留下的55％未能被吸收的鎂，則由糞便排出體外。體內鎂的濃度受腎臟控制，血液中的鎂經腎小球過濾後，大部分被腎小管重新吸收。

鎂與鈣之間的協調關係非常密切，身體缺乏鎂時，鈣會隨尿液大量排出體外，因此它間接地與各種因缺乏鈣而引起的病症有相當的關聯性。

認識礦物質鈉（sodium; Na）—— 平衡血壓的礦物質

〔鈉對人體的主要功能〕

　　巨量礦物質鈉（sodium）早在西元1807年由化學家Humphry Davy所發現。sodium是依照拉丁語soda而命名。正常成人體內含量約為每公斤體重含一克的鈉，有50％的鈉存在細胞外液，40％的鈉存於骨骼內，所剩的10％則存在細胞內液。鈉是細胞外液中最主要的陽離子，它能調節體液的滲透壓和保持水份的平衡，維持神經和肌肉的傳導和感應，促進肌肉正常的收縮，並且維持體內的酸鹼平衡。

〔鈉缺乏或過量時對身體的影響〕

　　人體缺乏鈉的原因很多，大量出汗、經常服用利尿劑、洗腎、腎上腺不足、嘔吐、腹瀉等都會導致失鈉、失水。此外，啤酒含鈉量很低（20～50 mg/l），所以嗜飲大量啤酒而無正常飲食的人，也可能缺鈉缺鉀。體內鈉離子不足，則會出現食慾不振、疲乏無力、重者會出現肌肉抽搐、昏迷等症狀。反之，體內鈉鹽過高，則可能會發生水腫、血壓升高等異常現象。

〔每日所需鈉的劑量〕

　　其實每人每日鈉的真正需要量，並沒有絕對值，營養學家認為成人每日需要1,000～4,000毫克的鈉，都在正常範圍之內。但據調查所知，平均每人每日由飲食攝入2,500～6,000毫克的鹽，且因各人對口味淡鹹的差異，因此鈉的攝取量亦有很大的差距。

　　出汗是造成鈉流失的主要原因，報導指出，由於運動、高溫、或發燒而導致流汗過多，可能致使鈉自皮膚排出的量高達7,000毫克，因此流汗後需要補充大量的鈉。此外，腹瀉、嘔吐時也需要補充鈉。腎臟病患則需限制鈉量，平均每日限制在500毫克或更少些，只要沒有流汗，仍能維持鈉的平衡。其他如高血壓患者，醫生

也建議每日盡量減少鈉鹽的攝取。

〔鈉的天然來源〕

　　含鹽的調味品，例如，食鹽（1公克含0.39公克的鈉）、醬油、醬、味精、番茄醬、醃製的食物及燻製的食物如鹹肉、火腿、臘腸、板鴨、燻魚、豆腐乳等均含高量的鈉鹽。其餘如添加鹽的罐頭食品、添加鹽和發酵粉（baking powder）、蘇打（baking soda）及鹼粉製成的糕餅、蘇打餅乾等都含有鈉鹽。一般動物性的食物，例如，瘦肉、蛋、內臟、心、腦等也含多量的鈉。帶殼的海產類，例如，蝦、蟹、牡蠣等含鈉量尤高。植物性食物中的芹菜、菠菜、芥菜、胡蘿蔔含鈉量略高，但只要不加鹽冷凍處理，其鈉量並不算高，而其他大部分的蔬菜、水果、豆類、五穀類等，含鈉量甚低。

〔鈉在人體內的代謝作用〕

　　鈉主要存於細胞外液，當其中鈉質的濃度變動時，對滲透壓及酸鹼平衡皆有嚴重的影響。當心臟或是腎功能衰竭時，鈉的排出量減少，結果鈉與水分保留在組織內，這種症狀就是水腫。當腎上腺長瘤，使腎上腺皮質激素分泌過多時，體內鈉的保留量便會增加，也會引起水腫。

認識礦物質鉀（potassium; K）—— 心臟、神經的礦物質

〔鉀對人體的主要功能〕

　　巨量礦物質鉀（potassium）於西元1807年由化學家Humphry Davy所發現，依據希臘語potash其意義為——海藻的灰命名。正常成人體內每公斤體重鉀的含量約為2克，其中約97％的鉀存在

於細胞組織內，其餘的存在於細胞外液。

鉀是構成細胞的主要成份，也是細胞內液中最重要的陽離子和鹼性元素，亦是維持細胞內滲透壓動態平衡的主要成份。

鉀是蛋白質合成作用所需的元素，並且能促進細胞內的酵素活動。細胞外液中少量的鉀離子，與鎂、鈉、鈣離子共同促進神經的感應、肌肉的收縮，並且維持心臟規律的跳動和血壓的正常。

鉀離子和鈉離子在神經傳導及肌肉收縮的過程中，其位置會互相取代，如果食用多量的鈉，而鉀的攝取量又不足時，很可能會導致高血壓和心臟病。根據哈佛大學知名病理學教授亞錫瑞歐（Dr. Alberto Ascherio, MD）發表的臨床報告指出，在四萬四千名自願者中發現，若食物中供給足夠的鉀，則其罹患中風的危險性可降低38％。

〔鉀缺乏或過量時對身體的影響〕

長期服用腎上腺皮質素的病患、經常酗酒、長期服用利尿劑、手術之後、灼傷、長期發燒、或大量排汗、嚴重腹瀉可能導致體內鉀質缺乏而引起噁心、嘔吐、倦怠、肌肉無力、胃腸有飽脹感與腹瀉、心律失常、煩渴等現象。

體內鉀量過高之腎臟病患者，會產生排鉀障礙，全身無力、心跳過緩、血壓先升高後降低、呼吸困難、意識不清或昏迷等現象，嚴重者，甚至會導致死亡。對於血鉀過高的病患，醫師常建議低鉀、低蛋白質和適量的醣類飲食，以促使肝醣的形成，使鉀離子由血漿進入細胞內。

〔鉀在人體內的代謝作用〕

鉀離子很容易被腸道吸收，多餘的鉀主要經由腎臟從尿液中排

出，只有一小部分隨糞便排出。沒有鉀，食物中的葡萄糖就不能代謝產生熱量和能量。

西元 1992 年諾貝爾生化醫學得主 Dr. Edmond Fisher 和 Dr. Edwin Krebs 指出，蛋白質的生成、細胞內訊息的傳導以及控制核酸 DNA 的表現，都需要鉀、鎂、錳的協調作用。在正常情況下，鉀離子在細胞內液最多，鈉離子在細胞外液最多，只有當蛋白質或肝醣分解時或是身體有脫水現象時，鉀離子才會從細胞中釋放出來。

〔每日所需鉀的劑量〕

鉀的需要量至今尚無一定的標準量，日常飲食中只要攝取到 2000～4000 毫克，就已經足夠身體所需。因此，除非是特殊狀況，否則很少會發生鉀質缺乏的現象。

鉀的攝取量常隨熱量的增加而加多。

〔鉀的天然來源〕

各種食物都含有鉀。魚類、肉類、內臟、家禽都含有豐富的鉀質；穀類、水果、蔬菜也含多量的鉀質，其中又以香蕉、馬鈴薯、地瓜、芹菜、番茄、胡蘿蔔、桔子、柚子中含量最高。但是大量的水和蔬菜中不含太多的氯，因此鉀的吸收率相對降低，例如，香蕉中的鉀吸收率只達到 40％ 左右，但一般食物成份表中，只會列出鉀在食物中的總量，而未標明其吸收率。這就是為什麼醫師們常開氯化鉀劑給病人的原因。

認識礦物質氯（chlorine; Cl）—— 調節酸鹼值、殺菌排毒的礦物質

〔氯對人體的主要功能〕

巨量元素氯（chlorine）於西元1774年由科學家Scheele根據希臘語 chloros 而命名，其意義為黃綠色。氯離子與鈉離子相似，由氯化鈉的形式存在於體液中，主要是存在於細胞外液中，尤其是血漿和細胞液間。氯是細胞外液主要的陰離子，是胃液的重要成份，此外腦脊髓液及腸胃道的消化液中皆含有高濃度的氯離子。

氯離子能調節體液的滲透壓，及水分的平衡，調節體液的酸鹼度，提供胃酸中的成份，活化酵素。氯離子可以殺死腸內的細菌、協助肝臟排除體內毒素。

〔氯缺乏或過量時對身體的影響〕

血氯過低，可能發生肌肉痙攣，缺氯可能導致毛髮脫落。失水病患補充過量生理食鹽水，可導致血氯過高，發生高氯性酸中毒。

〔氯在人體內的代謝作用〕

氯的吸收和排除，與鈉完全一樣，所以氯的排出量與鈉的排出量平行。體內的氯很容易被腸道吸收，過多的氯則多半經尿液排出，小部分的氯經由糞便、汗液配合鈉與鉀排出。

氯在血液中具有調節酸鹼平衡的重要作用，且有賴氯離子在組織細胞與毛細血管壁間協助氣體交換，才使得血液的酸鹼度保持不變。

氯離子與氫離子結合成鹽酸或稱為氯化氫（HCl），是胃液中主要的消化液。

〔每日所需氯的劑量〕

氯的需要量尚未確定。不過在正常情況下，每日由食鹽中所攝

取的氯（約在2至8公克），已經遠超過人體的需要量了。

在一般情況下，只要氯的攝取量每日不超過15公克，對身體都不會產生不良的影響，但是氯會破壞維生素E及腸內的細菌，因此，飲水中氯的含量過高，或是經常在氯含量高的游泳池中浸泡的人，應該適量地補充維生素E和活益乳酸菌類。

〔氯的天然來源〕

氯的主要來源是從食鹽中取得，凡是鹽份高的食物，含氯量一定也高。此外，未經煮沸、蒸發處理的水，也是氯的可能來源。

認識礦物質硫（sulfur或sulphur;S）—— 維護皮膚、毛髮、殺菌解毒的礦物質

〔硫對人體的主要功能〕

巨量礦物質硫（sulfur）早於西元1777年由化學家 A. L. Lavoisier 發現，以拉丁語 sulpur —— 硫磺爲名。硫也是人體必須的礦物質之一，以有機物及無機物兩種形式存在於體內。一般成年人體內含硫約175公克，分布於身體的細胞內。

硫是構成細胞質的主要成份，含硫的穀胱甘肽（glutathione, GSH）能對抗自由基，具有抗氧化性，能保護細胞不受損傷。

硫更是維護毛髮、指甲生長的重要元素，其中含硫的角蛋白（keratin）就是頭髮、指甲及皮膚的重要物質。其他含硫的有機化合物包括胰島素（insulin）、輔酵素A（coenzyme A）、肝磷脂（heparin）、維生素B_1（thia mine）、維生素H（生物素）（biotin）等都是維持身體機能的重要成份。

硫與糖類結合成爲黏多糖類（mucopolysaccharide），可以維持

關節間韌帶的潤滑性，例如，軟骨素硫酸（chondroitin sulfuric acid）可以鞏固軟骨、肌腱和骨骼的基質。含硫的肝磷脂能促進血液凝固。硫還能維持腦部氧的平衡，促進腦部機能，並且促進傷口癒合與增強對疾病的免疫功能。此外，含硫物質亦具有殺菌和強精壯陽的功效。

許多酵素需要有一個含硫醇基（－SH）來活化，因此硫參與多種體內的氧化還原反應。硫醇基（－SH）可形成一個高熱能的硫鍵（high-energy sulfur bond），在醣類與脂肪釋出熱能的代謝作用中非常重要。

硫可清除細胞內的鋁、鉛、鎘、汞等重金屬，同時含硫氨基酸在細胞內代謝以後，產生硫酸，可與酚、甲苯酚等有毒物質結合，成爲無毒的化合物，然後由尿液排出體外，因此，硫還具有重要的解毒功能。

〔硫缺乏或過量時對身體的影響〕

一般而言，只要蛋白質攝取充足，體內的硫並不會缺乏，但若在上述硫的功能發現某種功能減低時，就必須增加硫的攝取量。

除罕有的遺傳性胱胺酸結石症外，硫在體內並沒有過量的危機。

〔硫在人體內的代謝作用〕

硫的主要來源爲食物中的含硫蛋白質。硫被腸道吸收後，由靜脈進入血液，隨之循環到身體各部位加以利用後，形成無機硫而經尿液排出體外。此外，有極少部分未被吸收的無機硫酸鹽類則由糞便排出。

一般而言，高蛋白質飲食者（飲食中含魚、肉、蛋類等），其

自體內排出的硫要比低蛋白飲食者高出許多。

〔每日所需硫的劑量〕

　　硫並沒有特定的需求量，平日飲食中只要攝取足夠的蛋白質，尤其是含有豐富的甲硫胺酸及胱胺酸，就能滿足身體所需的硫。

〔硫的天然來源〕

　　瘦肉、牛奶、蛋、豆類、花生、大蒜、洋蔥都是硫的重要來源。

認識礦物質磷（phosphorus; P）── 強化骨骼和細胞、增強能量的礦物質

〔磷對人體的主要功能〕

　　巨量礦物質磷（phosphorus）於西元1674年由德國科學家 Hennig Brand 所發現。並以希臘語 phos ── 光，和 phoros ── 搬運者，合而為名。

　　成人體內含磷量約為400～800克，約佔體內礦物質總量的1/4。

　　磷在體內與鈣結合成為磷灰石，為構成骨骼和牙齒的主要成份。磷亦是細胞膜的主要成份，是去氧核醣核酸（DNA）、核醣核酸（RNA）、三磷酸腺酶（ATP）、輔酵素、維生素B群等的組成成份。

　　磷脂能控制溶質滲透進出細胞，並能便利脂肪在體內的運輸。磷酸化作用是人體內新陳代謝作用的重要步驟。例如，葡萄糖必須經過磷酸化作用才能被小腸黏膜吸收。有機磷化合物在人體內能促

進醣類代謝作用，產生熱能。無機磷酸鹽在血液中是重要的緩衝劑，有助於維持體內酸鹼的平衡。

［磷缺乏或過量時對身體的影響］

　　低血磷會影響骨骼的生長；血磷過低，身體會出現乏力、厭食、震顫、紅血球容易破裂、血小板功能障礙和出血等現象。

　　磷的含量過高則會導致慢性之腎功能不全，兒童牙齒發育不良等現象。過多的磷質淤積於血液中，以致血液中鈣的濃度偏低，因而造成手足抽搐。

［每日所需磷的劑量］

　　成人每日磷質的需要量約為500～1000毫克，兒童及青少年需要量較大，平均每日約需800～1200毫克。人體骨骼中鈣和磷的需求比例為二比一，在肌肉中磷則佔較高的比例。嬰兒時期對於磷的需要量低於鈣，乃欲防止因血鈣太低而引起手足抽搐。一週歲以後，與鈣相同。也就是雖然骨骼內鈣與磷的需要量之比為二比一，但是鈣與磷在各種食物中的含量很相似，且以一比一的比例為人體所吸收。

　　攝食過量的碳酸飲料以及速食麵類會導致體內吸收過量的磷。

［磷的天然來源］

　　牛奶、蛋、瘦肉、內臟、穀類、酵母、南瓜子、向日葵種子、芝麻等。

［磷在人體內的代謝作用］

　　食物中所含的磷多與有機物質混合在一起，在消化過程中，經過腸道中的磷酸酶將磷酸鹽析出，並呈無機鹽形態為身體所吸收。

食物中的磷約有70％被吸收，其餘的30％則經由糞便排出。

凡是影響鈣吸收的因素，也同樣會影響磷的吸收，而過量的鈣、鋁或鐵都可與磷結合成為不能溶解的鹽類，且妨礙磷的吸收。

磷與鈣在新陳代謝的過程中關係密切，並且經由腎臟與副甲狀腺共同調節鈣與磷在人體內一定的比率。

認識礦物質鐵（iron; Fe）—— 製造紅血球、協助氧化還原的礦物質

〔鐵對人體的主要功能〕

微量礦物質鐵（iron）早在史前文化時就已發現了，並以希臘語 ieros——強勁——命名。鐵是人體最常需要補充的微量礦物質。成年男子每公斤體重約含鐵50毫克，成年女子每公斤體重約含鐵35毫克。

人體的鐵大約有70％儲存於血液中，10％存在於肌肉中，而其餘的則存於肝、骨髓和含鐵的酵素之中。

鐵以四種形式分布於身體各部位：（1）在循環的血漿中與β——球蛋白結合，形成肝轉鐵褐質（transferrin），此類化合物中的鐵可以在組織細胞需要時很快的被釋放出來；（2）鐵亦可以形成血紅素和肌紅蛋白，負責輸送氧至體內各細胞與組織中，以便進行食物的氧化代謝作用，並且負責運送代謝後產生的二氧化碳、氫離子及其他廢物排出體外；鐵也是神經傳導的必要元素並且參與體內氧化與還原的代謝功能；鐵與維生素C共同參與膠原蛋白質的合成作用，使皮膚和毛髮有光澤和彈力；（3）鐵與各種酵素結合，形成含鐵酶，例如細胞色素酶（cytochromes）、細胞色素氧化酶（cytochrome oxidase）、過氧酶（peroxidase）和接觸酶（catalase）

等：（4）鐵並可與蛋白質結合成為鐵蛋白（ferritin）儲存在肝、脾和骨髓內。

〔鐵缺乏或過量時對身體的影響〕

　　鐵不足是世界上最常見的營養缺乏症。鐵的缺乏，除日常攝取量不足外，還包括鐵的吸收率降低和不正常的流失。

　　一旦鐵的吸收量比不上消耗量時，就會出現貧血現象。嬰幼兒、生理期間的婦女、孕婦和老人較易因缺鐵而產生紅血球缺鐵性貧血。

　　鐵質缺乏性貧血是最常見的貧血症，其血液中的紅血球數目與血紅素的數量減少，而且紅血球的形狀變小，顏色過淺，其可能發生的原因有：

1.日常飲食中鐵的攝取量不足，導致營養性貧血。

2.失血過多因而損失大量的鐵質，例如，手術後、婦女經期過長等造成出血性貧血。

3.因胃切除導致胃酸過少而影響鐵的吸收。

4.維生素 B_{12} 缺乏，影響血紅素的生成，以及維生素 A 缺乏，使鐵的輸送功能失調，發生惡性貧血。

5.腸黏膜破損，妨礙鐵的吸收。

6.飲食中含抑制鐵質吸收的物質，例如，磷酸鹽和植物酸鹽、制酸劑、茶葉丹寧酸、纖維質，以及阿斯匹靈等藥物都會抑制鐵的吸收，而導致貧血。

　　貧血患者的症狀包括容易疲勞、記憶力減退、精神無法集中、易怒煩躁等。嚴重貧血者則可能會有昏倒的情況發生。

　　體內鐵質過多、又無法有效地排出體外時，就可能造成鐵血黃

素沉著症（hemosiderosis）。其發生的原因多為飲食攝入過量的鐵（每日超過100毫克）或是紅血球被大量破壞，例如，瘧疾病患的紅血球被瘧疾原蟲破壞，瞬間釋出多量的鐵質至血液中，而造成血色沉著症，也就是所謂的鐵血黃素沉著症。

　　過量的鐵質沉積於肝細胞內，不但會造成肝硬化，並會加速動脈硬化的發生率。

〔鐵在人體內的代謝作用〕

　　食物中的鐵平均只有10～30％被人體所吸收，而未被吸收的則由糞便中排出。食物中所含的鐵多為三價的鐵（Fe^{3+}），進入胃部後，被胃酸還原成為二價的鐵（Fe^{2+}），然後在小腸上端和十二指腸處被吸收，而在空腸及迴腸內因有胰液而呈鹼性，所以，鐵在此處的吸收量非常少。

有利於鐵質吸收的因素主要有：

1. 身體的需要量。身體需要補充鐵時，鐵就由腸黏膜吸收；當體內含鐵量已呈飽和狀時，則腸黏膜細胞便會抑制腸道再吸收鐵質。因此，身體需要量越大則吸收量也愈多。
2. 維生素C和鹽酸都能將三價鐵還原成二價鐵而便利吸收。
3. 適量的鈣質可與磷酸或植物酸結合形成不溶性的磷酸鈣或植物酸鈣，因而除去它們與鐵結合而妨礙鐵的吸收的可能性。

　　妨礙鐵質吸收的因素，多半在於體內含鐵量已達飽合狀態，因此腸黏膜會抑制鐵的吸收，或是如前所述，飲食中含草酸、磷酸、植物酸、丹寧酸、制酸劑或是太多纖維質也會影響鐵的吸收，此

外，胃酸過少、腹瀉也會導致鐵質吸收不良。

血漿中鐵的來源除來自食物外，尚有以鐵蛋白（ferritin）和血鐵質（hemosiderin）形態儲存在肝臟、脾臟及骨髓中的鐵質，其在必要時也會立刻釋出，運送到有需要的組織器官中。

然而，來自因紅血球破損後，由血紅素釋放出的鐵，卻才是體內鐵質的最重要來源。紅血球在血液中可存活100～120天，紅血球破損後所釋放出的鐵，約有90％能保存下來，可以一再利用或被運送到骨髓當作再合成為血紅素的原料，或再儲存回到肝臟和脾臟內。由此可見，人體對鐵質的利用非常節省。

〔每日所需鐵的劑量〕

鐵的需要量視年齡、性別和身體狀況而有所不同，每人每日鐵的需要量如下，表（三）。

表（三）　　每人每日鐵的需要量

生長期	每日需要量
成年男子與停經婦女	12毫克
婦女（18～50歲）	16毫克
少年男女（青春期）	男15毫克　女18毫克
兒童（1～10歲）	7～12毫克
嬰兒（初生～1歲）	6～7毫克
孕婦（懷孕後半期）	18毫克
乳母	18毫克

＊以上係按10％鐵的吸收率所推算出之數據

〔鐵的天然來源〕

動物的肝臟和腎臟、瘦肉、蛋黃、牡蠣、蚌類、魚子醬、南瓜

子、核桃、腰果、豆類、葡萄乾、紅棗、加州梅（黑棗）
（prune）、紅糖等均是鐵質的優質來源。

　　值得注意的是，各類食物中鐵為人體所吸收的比率有極大的差
異。健康的成人平均可從動物性食物中吸收10％～30％的鐵，但
是單從植物性食物中卻只能達到2％～10％的吸收率，然而若在
攝取鐵的同時也食用含維生素C的水果，則能增加鐵的吸收率。

〔鐵與運動耐力〕

　　體內鐵質不足會影響其工作效率，其中包括激烈短時間的運動
和持久性的長時間工作。

　　工作效率與體力和血紅素的濃度幾乎成正比。適量的補充鐵劑
可以增加血紅素和鐵蛋白的含量，並可降低血液中因激烈運動後所
產生的乳酸濃度。

　　美國生理學家在一項針對運動耐力的動物實驗發現，服用鐵劑
後，動物的運動耐力增加三倍，但是血紅素的濃度並沒有明顯的改
變。從這項實驗的結果得知，鐵可能對因運動而產生的代謝作用與
某些酵素共同作用，並能增進運動的持續耐力。

　　一般運動員對鐵的需要量比較高，可能是因為鐵從汗中排出以
及鐵的吸收力降低的緣故。一般女性運動員常有缺鐵的現象，可能
是因為控制體重、不吃肉類的結果。因此，運動員應在飲食中同時
服用維生素C以增加鐵的吸收率。

認識礦物質硒（selenium; Se）—— 抗癌、抗氧化、抗衰老的礦物質

〔硒對人體的主要功能〕

　　超微量礦物質硒 （selenium） 於西元1817年由瑞士化學家

Baron Jons Jakob Berzelius所發現。並以希臘女神 Selene命名。硒是酵素系統的輔助因子，與脂肪的代謝功能及細胞的氧化作用頗有關聯。硒在動物體內能防止肝臟組織被脂肪浸溶及壞死，並且能與維生素E互相加強治療肝病的功效。

　　硒在人體內與其他酵素相互輔助，是一種很好的抗氧化劑，因為硒是麩半胱甘胺酸過氧化酵素（glutathione peroxidase）的組成成份，而此種酵素可聯同鐵、銅、錳、鋅等正價礦物質，使體內的自由基轉變成過氧化氫（H_2O_2），再使過氧化氫與麩半胱甘胺酸作用而變成水，因此硒可以說是排除體內自由基的重要稀有礦物質，它具有抗氧化和抗衰老的功能。

　　美國科學家曾以白鼠做過實驗，當硒不足時，就算給予白鼠再多的蛋白質、脂肪等營養素，白鼠的成長還是非常緩慢，皮毛稀疏沒有光澤。但在白鼠的食物中加入硒後，白鼠的所有異常症狀都改善了，因此，只要攝取足夠的硒，就能保持體內細胞的活性化，並能延緩老化。

　　越來越多的科學驗證顯示，硒對於預防某些癌症和腫瘤佔有重要的地位，多項的研究已提供出相當的證據：身體缺乏硒，會增加乳癌、大腸癌、肺癌和攝護腺癌的發生率。美國科學家針對「美國各州癌症的發生率與當地居民血液中含硒量」的調查結果中，明顯證實硒與癌症的關聯性。美國的俄亥俄州每十萬人中就有一百八十八人死於癌症，而當地居民血液中硒的濃度平均為0.157ppm，其含量值非常的低；而在南達科達州的居民每十萬人中只有九十四人死於癌症，而當地居民血液中硒的濃度平均達0.256ppm。

　　經美國農業部調查發現，南達科達州的土壤，含有豐富的硒，當地居民可在飲食中攝取足夠的硒，因此使得當地居民罹患癌症的

機率較其他州爲低。

　　此外，在「硒與癌症白鼠」的實驗中，結果證實硒確實對某些癌症具有改善的功效，表（四）。

表（四）　　硒與癌症白鼠的實驗

白鼠群組	致癌物質餵食劑量	餵食硒劑量	癌症發生率
第一組	150ppm	2.5ppm	3％
第二組	150ppm	0.5ppm	10％
第三組	150ppm	0.1ppm	80％
第四組	150ppm	0	80％

＊以上係按10％鐵的吸收率所推算出之數據

　結果顯示，未餵食硒與餵食2.5ppm硒的癌症病發率差距爲77％

　　美國著名《科學》雜誌（*Science*）曾發表報告指出，有機硒吸收太陽的紫外線，使人體免除紫外線的傷害。硒有制止體內有害金屬汞和鎘等的活動性，也就是說，硒能和有害金屬直接結合，而消除重金屬對人體的危害。

　　依據日本千葉大學藥學部的教授山根靖弘博士針對「汞中毒與硒的解毒功能」的研究報告指出，對老鼠餵食汞劑後，老鼠在第七天全部死亡，但在另一組中除餵食相同劑量的汞劑外，還另外施加硒，結果，此組的老鼠全部存活。

　　美國農務部營養局也曾做過類似的實驗，對染上汞中毒的老鼠注射硒後，其中毒現象明顯減輕。此外，在缺乏維生素E的老鼠食物中同時給予鉛和硒，也能預防鉛中毒。

　　雖然，鋅、鐵、銅等微量元素也能排除人體內重金屬鎘的污染，但是硒的功效卻比它們高出50～100倍，因此硒具有將人體內有害的重金屬「無害化」的功效。

　　男性體內的硒大半集中於睪丸及連接前列腺的輸精管內，可使精子活躍。實驗證明，硒不足的老鼠精子，幾乎都失掉了其尾部、無法活動。硒具有增強精力和性機能的功效，協助性腺荷爾蒙的產生，增加受孕機率。同時因為硒具抗氧化功能，因此它和抗氧化維生素Ａ、Ｃ、Ｅ聯合，可減緩風濕患者的關節疼痛，並能預防眼睛白內障的發生率。

〔硒缺乏或過量時對身體的影響〕

　　缺乏硒除造成上述各種功能發生障礙、引發相關的病痛外，尚有引發老人癡呆症的可能。當人年老時，腦部之皮質部中硒的含量逐漸下降，例如，阿茲海默氏症的病患，其體內硒含量就低於正常人。此外，缺乏硒，會產生一種由哥薩克病毒（coxsakie virus）引起的心臟病——凱旋病（keshan disease），此種疾病會引起心肌發炎而導致心臟衰竭，其主要原因可能是由於缺乏硒而導致免疫力降低所致。

〔硒中毒（攝取過多）或硒缺乏症（攝取過少）〕

　　攝取過多的硒而中毒或是攝取過少的硒而引發缺乏症也常見於牲畜類。有些地區土壤含硒量甚高，因此該處牧養的牲畜攝入過量的硒，而產生鹼性病（alkali disease）的中毒現象，其症狀為貧血、瘦弱、肌肉僵直及跛足。人體含硒量過多，則可能引起齲齒或齒齦發炎。

〔硒在人體內的代謝作用〕

　　硒被小腸吸收後，進入血液，與某些蛋白質結合，運送及儲存於身體各組織內。其中以肝、腎、心、脾、睪丸、攝護腺等含硒量

最多。硒主要是經腎臟、由尿液排出體外。

〔每日所需硒的劑量〕

美國有關抗癌的醫學報導指出，每日攝取200微克的硒，可大幅降低直腸癌、結腸癌、乳癌、胃癌、膀胱癌、舌癌、食道癌及攝護腺癌的發生率。因此，如要達到抵制癌症的目的，成人每天硒的攝取量應在200～300微克之間，如能每日服用600毫克的維生素C，可以增加食物中硒的吸收率。

適量的硒與鉻、銅、鉀、鎂、鈣，可減輕心血管疾病，但是長期每日服用硒量超過700～1000微克，可能因過量而有害身體。因此一般成人每日攝取硒量應該在60～250微克之間。

〔硒的天然來源〕

奶油、雞肉、蛋黃、肝、海鮮、小麥胚芽、南瓜、大蒜、洋蔥。

註：食物中含硒量，因當地土壤中含硒量的差異性過大，而無法正確計算。

〔老人需補充硒〕

科學界已證明，老人每日服用400～600毫克的維生素E並加上200微克的硒，可以改善他們的精神狀態，其中包括：動作、進取性、警覺性、情緒穩定性和自我照顧的能力。相反地，如果減少硒的攝取，則會造成焦慮不安、憂鬱、疲倦、厭食等症狀。因此對老人而言，硒的足量攝取除有利於身體外，還有益於其精神狀態。

認識礦物質鋅（zinc; Zn）—— 抗氧化、增強免疫力、增加性功能的礦物質

〔鋅對人體的主要功能〕

　　微量礦物質鋅（zinc）史前時代就有鋅，並以 zinken （叉子的尖端）為名。成人體內含鋅量約為 1.5 至 3.0 公克，主要存在於皮膚、肌肉和骨骼中，其次在視網膜、肝、胰、腎、肺、血漿、前列腺、睪丸、精子和頭髮中也含有鋅的成份。鋅是碳酸脫水酶（carbonic anhydrase）的構成元素，它有攜帶及運送二氧化碳的功能；鋅也是羧肽酶（carboxypeptidase）的輔助因子，以協助蛋白質水解；鋅也是乳酸去氫酶（lactic dehydrogenase）的一部分，有助於醣類代謝的功能。

　　鋅在胰臟中與胰島素結合，協助血中糖份的分解。科學研究早已證實，一般糖尿病人的胰島腺含鋅量只有正常人的一半。

　　鋅對於人類的生長發育、生殖功能、性腺分泌、男性精子的生成、膠原纖維的生成及傷口癒合等都有直接的功能。

　　此外，鋅在人體內可以協助增強免疫機能。在白血球內需要鋅與蛋白質結合在一起，雖然其功用尚不明瞭，但是據檢驗報告指出，白血病（leukemia）患者的白血球內含鋅量較正常的人少 10 ％。

　　鋅可以加強維生素 A、鈣與磷的作用，鋅含量充足可以預防唐氏症及老人癡呆症的發生率。鋅也有強化中樞神經系統的功能，協助神經傳導作用。鋅離子能影響細胞膜對於鈉、鉀、鈣等離子通路的順暢性。鋅對中樞神經與腦部運作具有相當的重要地位，喪失味覺、視覺、嗅覺等往往都是缺乏鋅的早期症狀。

　　鋅可以削弱有害金屬的毒性，尤其是對鉛、鎘、汞等重金屬有相互抵制的作用。

〔鋅缺乏或過量時對身體的影響〕

　　飲食習慣不佳、嗜酒、多汗以及肝硬化的人可能因缺乏鋅而產生性功能減退、閉經、貧血、厭食、腹瀉、脫髮、皮膚炎、味覺和視力減退等現象。

　　有一種測試液可用來檢驗體內是否缺鋅。缺鋅的人喝不出混合液的味道，即使有些人並未出現缺鋅的症狀也能被檢查出來。鋅不足時對免疫系統有多重影響，特別對 T⁻淋巴球的量會減少，白血球的數量及活力會減弱，對疾病的抗體生產量減少，因此容易受到病菌感染而生病。

人體內鋅不足的原因：

1. 食物攝取不足、偏食或是減肥節食造成鋅的來源不足。
2. 藥物干擾，這是造成鋅不足的最大原因，日常中有許多藥物都會使鋅不被吸收。
3. 腸道吸收不良，如腹瀉或胰臟機能失調等都會引響小腸對鋅的吸收率。
4. 肝硬化或慢性肝炎的患者，對鋅的吸收功能減弱。
5. 食物中的植物纖維過多，與鋅結合，成為不溶性無法吸收而排出。
6. 缺乏維生素A和維生素C的飲食會影響鋅的吸收。
7. 過多的植物酸與鋅離子結合而成為不能被吸收的鹽類。
8. 食品添加物例如磷酸鹽類、EDTA、CMC等能與鋅起螯合作用，使鋅無法被利用。
9. 攝取大量的鈣，造成礦物質間的競爭吸收，因此影響鋅的吸收率。
10. 外傷感染或手術後，造成血漿中的鋅量降低。

　　一般飲食，不會引起鋅過量，但是用鍍鋅容器可能引起高鋅症而產生腹痛、腹瀉和嘔吐現象，因此不要將果汁等酸性飲料放置在含鍍鋅的容器中。

〔鋅在人體內的代謝作用〕

　　鋅被小腸吸收後，與血漿蛋白質結合在一起，運送到身體各組織，多數集中於肝臟、胰臟、腎及腦下垂體，其次的鋅存於紅血球及骨骼中，剩餘的鋅離子則留存於血液循環中八至十二個月，以供隨時利用。

　　飲食中所含的鋅極少數被小腸吸收，多數未被吸收的鋅大部分經由糞便排出，少部分則經由尿液和汗液排出體外。

　　即使是適量範圍的酒精飲料，也會增加鋅從尿液中排出的機率，並損害肝臟中鋅與酵素的結合功能。

〔每日所需鋅的劑量〕

　　鋅的需要量尚未建立確定性的標準，但是依據美國營養學者的研究報告顯示，一般採用西方飲食的人對鋅的攝取量普遍不足。依據美國生物醫學研究（西元1995年；第十四期）中指出，平均每人鋅的需要量大約在12至20毫克之間。

〔鋅的天然來源〕

　　一般動物性蛋白質均含有鋅。尤以瘦肉、蛋黃、魚、牡蠣、鰻魚、花生、大豆、芝麻、韭菜、山芋、葵花子、小麥胚芽、酵母、楓糖漿等含鋅量較多。

〔男女適用的助「性」礦物質〕

　　微量礦物質中，鋅在人體內的含量僅次於鐵。以量而言，一般

成年人體內含鋅量大約在 2 至 3 公克，幾乎分佈於身體各類組織中，其中以存在於男性前列腺中的含鋅量遠比其他器官為高（約為其他器官的十倍以上）。前列腺是位於膀胱下方的器官，能分泌精液並與睪丸所製造的精子會合，因此在精液中也含有高濃度的鋅。

實驗所知，動物的精子含鋅量高時，運動較活潑，也就是說，鋅可以活化精子的運動。而人體缺乏鋅時，精子的數量也會隨之減少，若在飲食中加入適量的鋅，精子的數量就會增加，表（五）。

表（五）成年男性組織中含鋅的量（毫克／克）（mg／g）

器　官	含量（mg／g）	器　官	含量（mg／g）
精　液	0.130	胰　臟	0.029
前列腺	0.102	脾　臟	0.021
腎　臟	0.055	睪　丸	0.017
肝　臟	0.055	肺	0.015
肌　肉	0.054	血　球	0.014
心　臟	0.033	腦	0.012
骨　骼	0.030	血　清	0.001

此外，鋅和性荷爾蒙也有相當的關聯，低鋅食物會導致動物生殖器官的發育不良，影響生殖能力，此因性荷爾蒙的分泌，乃由下視丘下達指令至腦下腺的腦下垂體，使其分泌生長激素並激發性腺分泌性荷爾蒙，而這些作用都需要鋅離子的參與。鋅不足，會導致男性產生睪丸萎縮、精蟲難以成型、男性性徵發育遲緩等；而女性則易發生月經不順、流產、先天性畸胎、和分娩障礙等。因此，鋅可以說是男女都需要的助「性」礦物質。

認識礦物質釩（vanadium; V）── 抗壓力的礦物質

〔釩對人體的主要功能〕

　　超微量礦物質釩（vanadium）早在西元1801年就為化學家A. M. del Rio所發現，但直到西元1830年又重新為另一位科學家N. G. Sefstrom發現而以希臘女神Vanadis正式命名。

　　針對釩的研究，自西元1973至1998的二十多年間，醫學界不斷推出新的實驗結果，並且證實釩對動物成長的必要性。釩的功能主要有：

1. 釩能抑制磷酸水解酵素的活性，因此可以控制細胞分裂的周期。
2. 適量的釩可以活化葡萄糖六磷酸鹽水解酵素、促進葡萄糖的代謝作用。
3. 適量的釩可以加強血液中紅血球的攝氧功能，並能改善缺鐵性貧血。
4. 當人體承受壓力時，釩能與碘同時協調甲狀腺代謝功能，以適應外在壓力。
5. 老鼠的實驗顯示釩可能具抗癌功效，但尚無確切的證據。
6. 釩在骨骼和牙齒的代謝方面也擔負重要任務。

〔釩缺乏或過量時對身體的影響〕

　　在動物實驗中得知，缺乏釩會造成動物的生育力降低、流產率增高，而乳牛的乳汁分泌量會下降。

　　高量的釩可能引起中毒。西元1985年的研究報告中指出，白鼠長期服用過量的釩化物，會造成腎中出現過氧化脂；飲水中高量的釩會引起動物中毒而造成嚴重腹瀉和脫水。

〔釩在人體內的代謝作用〕

　　釩經由腸道上端和十二指腸吸收，但其吸收率和保存率極低。

〔每日所需釩的劑量〕

　　釩的每日需要量尚未訂出任何標準，但為避免釩量不足，每日乃需攝取 100 微克以上，由於攝取過量的釩具有一定的危險性，因此飲食中的釩量應該控制在 250～350 微克之內。

〔釩的天然來源〕

　　大豆、花生、玉米、亞麻仁油、橄欖油、動物脂肪等。

認識礦物質矽（硅）（silicon; Si）── 強化骨骼、光澤毛髮的礦物質

〔矽對人體的主要功能〕

　　微量礦物質矽亦可譯為硅（silicon），於西元 1824 年由科學家 J. J. Berzelius 所發現，並以拉丁語 silicia──燧石──為名。矽多半應用於製造玻璃和瓷器方面。近幾十年間則被大量製成矽膠、用於美容及隆乳手術。

　　矽是人體所必須的微量礦物質，矽主要存在於成骨細胞（osteoblast）的粒線體（mitochondrion）中，以協助進行細胞內的代謝和呼吸功能，對骨質的硬度和成形亦有極為重要的功能。

　　矽存在於各類結締組織中，是細胞間黏液黏多醣類（mucopolysaccharide）的主要成份。

　　人體內含矽最多的器官組織除骨骼外，毛髮、指甲和皮膚都含有矽。

　　矽酸能與鋁離子結合，減低鋁沉積在腦細胞的危險，預防老人

癡呆症的發生。

〔矽缺乏或過量時對身體的影響〕

　　缺乏矽會使結締組織和骨骼的代謝功能異常，因而影響骨骼的發育，致使骨質不夠堅硬、指甲容易斷裂，毛髮亦會失去光澤。

　　過量的矽，對身體亦會造成傷害，尤其是肺部吸入過量的矽酸會導致肺部矽化；尿液中含矽過多，容易產生尿結石。

〔矽在人體內的代謝作用〕

　　矽主要由腸道吸收，極少部分的矽來自空氣塵埃，而由肺部吸入。

　　大部分的矽經由糞便排出體外，而小部分的矽則可經由尿液排出。

〔每日所需矽的劑量〕

　　成年人每日所需的量尚未確定，一般建議矽的每日攝取量在10～30毫克之間。

〔矽的天然來源〕

　　穀類、胚芽、燕麥、小麥、啤酒、深色蔬菜、帶皮的肉類等。

認識礦物質鎳（nickel; Ni）—— 具催化力、降血脂的礦物質

〔鎳對人體的主要功能〕

　　微量礦物質鎳（nickel）於西元 1751 年由科學家 A. F. Cronstedt 所發現並且以「惡魔」之意的 nickel 為名。成人體內含鎳量約為 6～10 毫克，主要存在腦和肝臟中。鎳的化學功能與鉻、鐵、鈷相似，是人體內酵素進行氫化作用時的催化劑，同時大量被

用在速食餐飲和糕餅製作中。

鎳能活化胰島素，促進血糖的代謝作用，穩定核酸的 RNA 和 DNA；並且可降低人體血液中的血脂肪和膽固醇含量。

鎳與細胞膜的代謝功能以及在對心臟、肝臟和生殖功能等方面也有密切關係。西元 1970 年間，科學家們曾先後以小雞、豬、老鼠等做實驗，發現缺乏鎳時，會造成動作普遍遲緩，生長緩慢，皮毛無光澤，及營養不良的現象。

鎳能調節催乳激素（prolactin）的分泌，並能刺激女性乳腺的生長發育，及分娩後製造乳汁。

〔鎳缺乏或過量時對身體的影響〕

缺少鎳，會導致人體大量出汗、腸道吸收不良；缺鎳的人通常亦會缺鋅，進而引起貧血現象和生殖器官發育不良；醫學研究亦顯示，缺少鎳其引發肝硬化、腦溢血、心肌梗塞的機率會增加。

體內鎳量過高，則可能引起皮膚病變，甚至呼吸道癌。

〔鎳在人體內的代謝作用〕

鎳在人體腸道內被吸收，而未被吸收的部分多經由糞便排出。食物中的鎳，其被吸收率很低，大約只有 10 ％～ 20 ％，有機型態的鎳在人體內只需半天至三天就會經由糞便排出體外。

〔每日所需鎳的劑量〕

鎳的需要量尚未有確定數字，其需要量甚低，成人平均每日的建議量為 20 微克。

〔鎳的天然來源〕

奶油、燻製鯡魚、肉類、小麥胚芽、大豆、納豆、芝麻、海帶

等。

認識礦物質鍺（germanium; Ge） —— 抗氧化、除污染的礦物質

〔鍺對人體的主要功能〕

　　微量礦物質鍺（germanium）雖然早在西元1886年爲德國的科學家Clemens Winkler所發現，並且以德國（Germany）爲命名，但是直到近幾年才成爲當紅的保健食品，且被視爲天然的抗癌礦物質，其原因爲有機鍺可在動物或人體的細胞或組織中釋放出氧分子，因而提高生物細胞的供氧能力，使僅適應於低氧環境下的癌細胞無法繁延甚至死亡。

　　無機鍺爲半導體的重要金屬元素，而有機鍺與氧結合後，和病變細胞組織代謝時所釋出的氫離子 H^+ 結合，進行去氫反應，除去人體內細胞中多餘的正價氫離子和其他有害的物質；同時有機鍺可能在血液中與紅血球結合，成爲氧的替代物，協助氧的運送與貯存，爲良好的抗氧化劑。鍺可與重金屬鉛、汞、鎘結合，而後一起排出體外，爲良好的重金屬解毒劑。

〔鍺缺乏或過量時對身體的影響〕

　　人體缺乏鍺會導致免疫機能及抵抗力下降。除長期服用無機鍺鹽（如二氧化鍺）可能中毒外，一般飲食所攝取的鍺量，並不會造成中毒的危險。

〔鍺在人體內的代謝作用〕

　　一般由食物中攝取的鍺多半爲有機鍺形態，經小腸吸收後，在體內約一至三天內即由糞便和尿液排出體外。

〔每日所需鍺的劑量〕

　　鍺的標準量尚未確定。據一般估計，每日可從飲食中攝取到
0.40～3.40毫克的鍺，如果刻意食用高鍺食物，每天可能達到8毫
克的鍺。有人因食用含有高量鍺——132的飲食而導致腎中毒，但
其攝取量必須高出平日所需量的100～2000倍，而健康成人每天
鍺的安全服用量大約在30毫克，因此在尚沒有確實科學證據下，
不要服用過高的有機鍺當健康食品。

〔鍺的天然來源〕

　　香菇、靈芝、松茸、韓國人參、西伯利亞人參（刺五加）、蘆
薈、綠藻、絞股藍、昆布、蒲公英根等。

**認識礦物質銅（copper; Cu）── 清除自由基、美化肌膚、抗衰老
的礦物質**

〔銅對人體的主要功能〕

　　微量礦物質銅（copper）早在史前時期就已發現，並且以出產
銅量豐富的產地 Kyprros為名。在所有的組織細胞內都含有銅，其
中以腦、肝、心、腎中含量最多。嬰兒肝臟內含銅量比成人高出六
至十倍，但一歲後就逐漸降低至與成人的含量比例相同。

　　人體內至少有二十多種蛋白質和酵素含有銅離子。銅離子是肌
腱、骨骼、腎上腺荷爾蒙、神經系統等重要的輔助金屬離子。

　　銅的主要生理功能為組成多種氧化酵素，例如，血漿銅藍蛋
白、賴氨酸氧化酶等。其中銅離子能與超氧化歧化酶（SOD,
superoxide dismutase）結合，去除人體細胞內的游離自由基，保護
體內細胞與核酸的完整及維持正常功能，因此銅離子具有抗氧化、

抗衰老與抗癌的功能。血漿中含有血漿銅蛋白，能促進鐵的利用與功能，銅離子並能促進膠原蛋白生長，有助於皮膚和毛髮的生長以及黑色素的形成。

銅又可與鐵結合形成多種酵素，對於人體內熱能的產生、脂肪的氧化作用、尿酸的代謝功能等都具有直接的關係。

〔銅缺乏或過量時對身體的影響〕

銅攝取不足或先天性銅代謝缺陷，會引發缺銅症，導致貧血、生長停滯、毛髮失色症及白化症等。缺銅還會減少白血球的產量，影響免疫機能。

飲食中低銅高鋅，會引起膽固醇代謝障礙，使血液中膽固醇含量增高、心肌和動脈壞損及死亡率增高。

居住在土壤中含硒量少，而飲水中含銅量高的居民，其血清中含銅量較高，罹患動脈硬化的機率也會增加。

至目前為止，雖尚未充分瞭解人類之心血管問題與銅和食物中果醣間的關係，但可確知的是，食物中的果醣會促使缺銅的現象增強，這些現象包括：貧血、膽固醇增高、血糖忍量不當、胰臟萎縮以及心臟病等。在餵乳期食用果醣，母乳中銅的含量也會明顯降低。如果飲食中銅量低，而同時又食用果醣，即使是性質穩定的荷爾蒙，也會產生障礙，尤其是甲狀腺荷爾蒙、胰島素等都會降低。

過多的銅會抑制而非激發免疫功能。過多的銅積存在人體可能造成肝、腎、腦等器官的負擔，更可能會導致一種罕有的遺傳疾病——威爾遜氏病（Wilson's Disease），引起腦組織及肝組織病變，導致肝炎、腎功能失調以及眼角膜病變等，但可用藥物與銅結合，使之排出體外。

〔銅在人體內的代謝作用〕

　　銅離子可由胃及小腸前部吸收。平日由飲食中所得的銅其吸收率大約為 30 ％，未被吸收的銅，則大部分由腸道排除，小部分經由尿液、汗液及月經排出。銅被吸收進入血液後，5 ％的銅離子與血漿中的白蛋白鬆鬆地結合起來，而有 95 ％的銅與一種球蛋白（$\alpha - globin$）則緊密結合，成為銅蛋白質（ceruloplasmin）。

　　體內的銅大約有 3/4 儲存於肌肉及骨骼內，其餘的則多半存在肝、心、腎及中樞神經系統中。

〔每日所需銅的劑量〕

　　年齡較大或酗酒的人可能需要較多的銅，一般成年人的安全許可量為 2 ～ 3 毫克，每日超過 10 ～ 12 毫克，容易造成威爾遜氏病。嬰兒及兒童每日/公斤體重攝取 0.05 毫克的銅，便足夠其需要。

〔銅的天然來源〕

　　食物中的含銅量因為產地土壤含銅量的不同而有差異。動物內臟例如，肝、腎等含有豐富的銅，此外肉類、甲殼類、穀類、栗子、豆類、堅果類也都含有少量的銅；牛奶的含銅量極少。

認識礦物質鉻（chromium; Cr）── 減肥、降血糖的礦物質

〔鉻對人體的主要功能〕

　　微量礦物質鉻（chromium）於西元 1797 年由法國的分析化學家 Louis Nicolas Vauquelin 發現，並以希臘語 chroma──顏色──為名。鉻在成人體內的總含量約為 1.7 ～ 6.0 毫克，主要存在於

腦、肺、胰、腎、肌肉、骨骼等器官中。鉻從嬰兒時就存於體內，其含量為成人時期的三倍，也就是說，隨著年齡的增長，人體組織內鉻的含量也逐漸降低。

同時，經檢驗發現在人體組織中含鉻量高者，不易罹患糖尿病。因此研究者推論：人至中年後，其體內含鉻量減少可能增加糖尿病的發生率。由此可知，鉻是維持人體正常葡萄糖耐量所必須的元素，也是胰島素的輔助因子，可以使胰島素的效能增加。鉻不但可協助蛋白質的運送，而且可以防止高血壓的發生，缺少鉻可能是引起動脈硬化和糖尿病的原因之一。

鉻能促進糖及脂肪的代謝，因此，鉻能降低大部分成人糖尿病患對胰島素的需求量，並能改進葡萄糖的容忍耐性，且由於鉻可幫助脂肪代謝，因此對於降低體重（減肥）有不錯的效果。

許多證據顯示，人類食物中如有充分的鉻、硒、銅、鉀、鎂、鈣等礦物質，則能平衡血液中膽固醇和三酸甘油脂的含量，可降低罹患心血管病的危險性。

〔鉻缺乏或過量時對身體的影響〕

缺乏鉻會造成動脈硬化，且可能影響血糖的代謝而增加罹患糖尿病的可能性。

一般因鉻過量中毒只有在工業上過份暴露在含鉻的化學製劑中，例如在，製革、電鍍業、染料加工、防腐劑生產等過程中不慎吸入過量的鉻。

〔鉻在人體內的代謝作用〕

飲食中的鉻不太容易被人體吸收，大約只有1％～5％的吸收率。平均每日飲食約可供給80～100微克的鉻，但其中只有2～5

微克被吸收。

　　鉻被小腸吸收後進入血液，隨之儲存於組織細胞內，然後隨著葡萄糖的進入又再度進入血液循環中。

〔每日所需鉻的劑量〕

　　鉻的每日需要量尚無一定標準，但經美國農業部與國家科學會指出其安全許可量為每日50～300微克之間。

〔鉻的天然來源〕

　　牛肉、雞肉、牡蠣、蛋、魚、水果、帶皮的馬鈴薯、啤酒酵母等，都含有微量的鉻。

認識礦物質碘（iodine; I） —— 甲狀腺、增強體力的礦物質

〔碘對人體的主要功能〕

　　微量礦物質碘（iodine）是於西元1811年由科學家Cortois發現；正常成人體內含碘量約為20～50毫克，其大部分儲存於肌肉中，另有三分之一則儲存於甲狀腺內。甲狀腺組織內所含碘的濃度是其他組織的二千五百倍，因此除甲狀腺之外，身體其他各部組織的含碘量極低。

　　碘是構成甲狀腺激素的主要成份，而甲狀腺素（thyroxine）能刺激及調節體內細胞的氧化作用。人體的細胞中大約有一百種以上的酵素受到甲狀腺素的影響，因此碘能夠影響人體大部分的新陳代謝作用，其中包括：基礎代謝的速率、身體發育的快慢、神經及肌肉組織的功能、循環系統、呼吸系統及生殖系統等的運行、智能發展等。

　　碘的缺乏除會引起甲狀腺腫大和發育障礙外，也會造成甲狀腺素分泌不足，使人產生倦怠感、循環系統及腸蠕動緩慢，此時如果飲食熱量未加控制，則易導致肥胖症。高碘具有對抗甲狀腺素的作用，可防止因甲狀腺素分泌過多而導致甲狀腺機能亢進，或形成突眼性甲狀腺腫，而產生心跳加快、體重銳減、盜汗及情緒急躁等現象。碘在免疫系統上也佔有重要地位，因為它具有協助多晶核子白血球發揮殺死微生物的功能，同時意外暴露於放射線時，可以保護甲狀腺。此外，碘尚有保持皮膚、頭髮和指甲健全的功用。

［碘缺乏或過量時對身體的影響］

　　人體缺乏碘時最常出現下面的兩種病症：

　　第一，區域性甲狀腺腫（endemic goiter）或單純性甲狀腺腫（simple goiter）。最明顯的症狀就是甲狀腺腫大。主要原因為地方性、普遍性的食物缺碘，因此無法產生正常量的甲狀腺素，逐漸造成甲狀腺肥大。

　　第二，克汀症（cretinism）。懷孕期的婦女缺乏碘時，無法製造足夠的甲狀腺素供給胎兒生長發育，以致嬰兒出生後甲狀腺發育不良，無法自行合成甲狀腺素，而導致罹患克汀症——其基礎代謝率低、肌肉無力、骨骼發育遲緩、智力遲鈍、身材矮小如侏儒。如果早期使用甲狀腺素治療，可以改善生長狀況，但對於中樞神經系統所受的損害，卻無法補救。因此懷孕期和哺乳期的婦女，碘的攝取量一定要充足。

　　碘服用過量，可能引起腹瀉、呼吸短淺、心神不寧、唾液增加，甚至胃抽搐、嘔吐等情形。

［碘在人體內的代謝作用］

60

　　碘不易被人體消化吸收，未被吸收的碘多經腸道再由糞便排出。

　　一般市面上加碘的食鹽，因呈離子形態，不需經消化而可直接被吸收。

〔每日所需碘的劑量〕

　　每日所需的劑量因個人差異而略有不同，平均個人需碘量如下表，表（六）。

表（六）平均每日個人需碘量

生長期	每日需要量
成年男子	130～170微克
成年女子	100～135微克
青春期男孩	155微克
青春期女孩	135微克
嬰兒（初生至一歲）	25～55微克
孕婦	145～175微克
乳母	140～200微克

〔碘的天然來源〕

　　海藻類含碘量極高，例如，乾燥的紫菜和海帶含0.4％～0.6％的碘，其他如海魚、海蝦類也含適量的碘。雖然某些食物，例如，乳類、蛋、洋蔥、葵花子中亦含少量的碘，但是因為距海較遠的地區，其土壤中含碘量過少，因此生長的動植物其含碘量也少。

　　添加碘化鈉或碘化鉀的食鹽（使碘的含量佔0.01％），是目前缺碘地區的居民最方便獲得碘的方法。

認識礦物質錳（manganese; Mn）── 酵素、抗氧化、抗衰老的礦物質

〔錳對人體的主要功能〕

微量礦物質錳（manganese）於西元1774年由英國科學家J. G. Gahn；Scheele 和 Bergman 所發現。在成人體內含量約為15毫克，多半儲存在肝臟與腎臟中，極少量的錳存在於腦、胰臟、骨骼、視網膜及唾液中。

就營養觀點而言，人體對於錳的需求量雖然不高，但它卻是人體內不可或缺的觸化劑。

錳是多種酵素的組合成份之一，同時也是許多酵素的輔酶。錳離子可在必要時取代鎂離子參與能量的生化反應；錳能促進胺基酸間的互相轉換，活化肽酶，促進蛋白質在腸內進行水解作用；錳能活化血清中的磷酸脂解酶等以清除血液中的脂肪，並能促進長鍵脂肪酸的合成；錳在肝糖分解作用中，能活化多種反應，以完成葡萄糖的氧化作用。

此外，錳離子能與酵素SOD結合，除去人體細胞內的自由基，因此具有抗氧化及抗衰老的功能；錳並能活化一種精胺酸酶（arginase），幫助形成尿素以預防體內產生過多氨氣而中毒。

〔錳缺乏或過量時對身體的影響〕

錳能促進人體的正常發育和成長，缺少錳除可能引起骨形不良、骨骼畸形等也會引起睪丸萎縮症、性功能降低、精子不足及不孕等現象。

嬰兒血液中含錳量過低可能提高嬰兒死亡率。許多前例都顯示出，過量的錳，會導致神經系統退化，形成某種類似帕金森症

（Parkinson's disease）的疾病，此種疾病多發生於礦工身上，因長期處於含錳的塵埃環境中，造成吸入性錳中毒，致使過多的錳積存在肝臟及中樞神經系統，導致嚴重的肌肉和神經系統病變。

〔錳在人體內的代謝作用〕

　　錳與鐵一樣不易被吸收，未被小腸吸收的錳則由糞便排出。已被吸收的錳乃是經由小腸進入血液中，與蛋白質結合輸送至各組織器官加以運用或儲存，此種經過代謝作用後的錳則進入膽汁，然後隨膽汁進入腸道而排出，所以人體內的錳幾乎全部經由糞便排出，只有極微量的錳經由尿液排出體外。

〔每日所需錳的劑量〕

錳的每日需要量尚未確定，平均每日攝入2.5～5毫克已足夠人體所需。

〔錳的天然來源〕

　　動物組織內含錳量極少，植物才是錳的主要來源。茶葉中錳的含量特別多，但應防飲茶過量反而影響鐵的吸收；其他例如黃豆、豆製品、杏仁、栗子、花生、胡桃、海帶、酪梨、麥類等都是錳的來源。

〔錳與犯罪行為的關係〕

　　根據美國犯罪學者所做兇殺犯的研究發現，這些兇犯的頭髮中含錳量遠比非暴力性或無犯罪性的一般人要高出許多倍。如此看來，「錳」與「猛」兩字同音並非只是巧合，而確有「多錳＝兇猛」的牽連呢！而研究報告中也指出，攝取適量的鋰或鋅，可能會減輕因錳過量所導致的暴力傾向。

　　錳過量的成因可能源自鈣質不足，或是某些稀有礦物質，例如，銅、鉛、鎘等過量所致。

認識礦物質鈷（cobalt; Co）—— 造血、強化醣和脂肪代謝的礦物質

〔鈷對人體的主要功能〕

　　微量礦物質鈷（cobalt）於西元1735年為瑞士化學家George Brandt發現，並以希臘語 kobaloa ——山怪——為名。同時西元1964年桃樂斯‧赫季肯博士（Dr. Dorothy Hyodgkin）則因研究維生素B_{12}與鈷之間的生化結構而榮獲諾貝爾化學獎。

　　鈷在人體組織內的含量很低，主要儲存在肝臟中。鈷也是造血的過程中不可缺少的礦物質，因為鈷是構成維生素B_{12}的成份，為形成紅血球所必需的元素。胰腺中也含有大量的鈷，用來合成胰島素以及一些對糖、脂肪代謝作用過程中的酵素。

　　鈷的主要功能除可合成維生素B_{12}、催化血紅細胞成熟、防止貧血、強化醣和脂肪的代謝功能之外，並能維繫脾、胃功能、解煙毒。

〔鈷缺乏或過量時對身體的影響〕

　　鈷不足可能會引起缺乏維生素B_{12}的惡性貧血、糖尿病、胰臟炎、胃潰瘍等疾病。反之，若每日再大量服用鈷劑至20～30毫克時，則會產生紅血球增多症，導致甲狀腺與心臟肥大而引發充血性心臟病。

〔鈷在人體內的代謝作用〕

　　鈷在人體內的吸收量差異性相當大，多餘的鈷則由尿液或經糞

便排出，而其被吸收利用的形式多半都含在維生素 B_{12} 的成份內。動物腸道中的益菌也可以利用無機鈷合成維生素 B_{12}。

〔每日所需鈷的劑量〕

　　人類所需的正確量尚無確定數字，不過每日攝取 0.05～0.1 微克的鈷，就可使惡性貧血患者的骨髓維持造血功能。因此成人每日攝取 3 微克的鈷，為一般常用的平均值。

〔鈷的天然來源〕

　　瘦肉、肝臟、蛋黃、牡蠣、蛤類、無花果、萵苣、菠菜、甜菜葉。

認識礦物質鋰（lithium; Li）—— 改善心理情緒的礦物質

〔鋰對人體的主要功能〕

　　微量礦物質鋰於西元 1817 年由科學家 J. A. Arfvedson 所發現，並以希臘語 lithios ——岩石—— 為名。

　　鋰是最輕的金屬，性質非常活躍，因此不會以天然形態單獨存在。鋰均勻散佈於地殼的土壤中，尤其大量存在於火山岩和石灰岩中。鋰易溶於礦泉、井水及海水中，一般硬水中約含 9.8ppm 的鋰，在海水中更高達 11ppm。

　　鋰存在於腦細胞內，並且在松果體、腦下垂體、甲狀腺、胸腺、卵巢、睪丸以及胰臟內也含有微量的鋰。

　　鋰是鹼性金屬，與鉀、鈉、銣、銫是屬同族。健康人的血液中每毫升含有 0.6～2.8 毫微克（nanogram）的鋰。鋰能調節細胞核膜的呼吸作用，幫助葡萄糖進入細胞內，改善受孕機率等。

早在西元1949年科學家就發現碳酸鋰可以幫助躁鬱病患，目前碳酸鋰已成為治療此病最常使用的藥物。直到西元1970年中期，科學家又發現鋰可以調節人體內鈉的不平衡，因此對於高血壓及心臟病的患者有很大的幫助。在臨床實驗中顯示，以氯化鋰取代氯化鈉，可以降低高血壓病患的血壓。而在一些流行病的調查顯示，人體中鋰的含量與牙病成反比，所以鋰很可能是防止牙病的另一種礦物質。此外，西元1970年對於鋰的早期研究還有更重要的發現，那就是鋰能緩和人類的精神狀態，減低自殺、謀殺及強暴率，也就是說低量的鋰對於人類的行為有直接的助益。

［鋰缺乏或過量時對身體的影響］

缺乏鋰可能會造成心理與精神失去平衡，缺鋰的相關疾病包括憂鬱症、狂躁、自殺傾向及虐待狂。

一般情狀下鋰並無過量之虞，醫師在治療躁鬱症病患時，經常施以每日100～1800毫克的碳酸鋰。這大約是一般人攝取鋰的50～100倍。

［鋰在人體內的代謝作用］

鋰主要經由腸道吸收，多餘的鋰大部分從尿液中排出，其餘則經由糞便排出。在排尿失調的病患中，往往會有體內含鋰量過高的現象。

［每日所需鋰的劑量］

鋰的每日攝取量尚未確定，一般研究顯示成人應該每日攝取1～3毫克。根據心理學及犯罪學的研究指出，增加鋰的攝取量，可能減少個人及社區犯罪、自殺及藥物毒品濫用的比例，研究人員並

建議，每人每日攝取 2 毫克的鋰就足以降低侵犯他人或自殺的行爲。

〔鋰的天然來源〕

　　未經精製的海鹽、山泉水、番茄、洋芋、青椒、煙草。

認識礦物質硼（boron; B）── 抗壓力、增進思考力、預防癡呆的礦物質

〔硼對人體的主要功能〕

　　微量礦物質硼（boron）是於西元 1808 年分別由 Gay-Lussac & Thenard；Davy 所發現，並且就以盛產硼砂的半島 Bouraq 爲名。硼對於人體營養的貢獻，直到 1981 年才受到重視。人體在受到壓力時就顯示出硼量短缺，這很可能是由於在對抗壓力時人體對硼的需要量會增加的緣故。

　　硼可以促進鈣、鎂、鉀、磷的吸收與代謝，因此硼對於促進骨骼的合成、預防骨質疏鬆症都具有相當的重要性。

　　停經後的婦女若飲食中含有充份的硼，則可以加強其骨骼中鈣和鎂的保存量，同時血清中的睪丸激素（testosterone）和雌性激素（17-beta-estradiol）的濃度也會提高。這種情形對低鎂鹽或缺乏維生素D的婦女更爲顯著。

　　科學研究證實硼可以促進腦細胞功能，可以增強思考力和記憶力，預防並改善老年癡呆症。

　　許多研究證明，攝取足夠的硼可以改善蛀牙的發生率。

　　以含硼化合物 ── 四硼酸鈉氫化物（sodium tetraborate

decahydrate）所做動物實驗中證實其對羊之關節炎有預防功能。

　　在一項人體隨意雙遮隱式醫療的實驗中，給予20位嚴重風濕病患服用6毫克的硼或替代品，其中，服用硼的10位病患中有5位病情獲得改善，但在服用替代品的10位病患中，只有一位得到改善，同時，此實驗也發現，缺乏硼的小雞，會罹患與人類相似的風濕疾病。

〔硼缺乏或過量時對身體的影響〕

　　缺乏硼會降低血漿中游離的鈣、銅、降血鈣素（calcitonin）而影響骨骼中鈣的保存量，因此可能提高骨質疏鬆症和蛀牙的發生率。

〔硼在人體內的代謝作用〕

　　硼的吸收多在腸道上端和十二指腸內，未經吸收的硼多經由糞便排出。

〔每日所需硼的劑量〕

　　一般西方人的飲食含硼量較低，平均每日消耗量為0.1～0.5毫克。沙漠地區的居民因為土壤含硼量較高，因此消耗量也較高。台灣地區的居民因為喜歡在食物中加硼（例如，魚丸、油條等），因此，攝取量較大。

　　硼的每日攝取量尚無確定標準，一般成人每日攝取1.5～4.0毫克應該足夠平日所需。依據人體臨床實驗結果顯示，每日服用低於10毫克的硼，不會產生中毒現象。

〔硼的天然來源〕

　　魚丸、肉丸、貢丸、油條的製作均需添加硼，若適量添加，則

為良好的硼來源,值得注意的是經常有不肖業者過量添加,反而有害人體健康。其他例如魚、瘦肉、豆類、深綠色蔬菜均含有硼。

硼含量依地區土壤礦物質含量而有不同差異。

認識礦物質氟(fluorine; F)── 強化牙齒骨骼的礦物質

〔氟對人體的主要功能〕

微量礦物質氟(fluorine)於西元1886年由科學家 Moissan 所發現,並且將它命名為── fluo 流動 ──之意。正常成人體內含氟量約為每公斤體重70毫克,主要存在於骨骼和牙齒中,是骨骼和牙齒的重要成份之一。

氟與牙齒的健康,有密切的關係,可使牙齒健康、琺瑯質堅固亮麗,對預防蛀牙極有效果。

除鈣和磷之外,氟也是「關鍵性微量元素」。研究顯示,氟能幫助鐵的吸收,並能促進傷口癒合。此外,亦有研究證實,居住在「氟化飲水」地區的老人,其罹患骨質疏鬆症的機率較低,原因在於更年期婦女或不常運動的人,其骨骼中含鈣的氟化鹽比較不易發生脫鈣作用而耗損。

〔氟缺乏或過量時對身體的影響〕

缺乏氟容易發生齲齒。全世界有許多國家已在其飲用水中添加少量的氟,使飲水含氟量達到1ppm,以便預防蛀牙的產生。且根據調查顯示,從嬰兒期即開始飲用氟化水的兒童,其預防效果較年長後才開始飲用氟化水的效果為佳。

動物實驗顯示,動物缺乏氟,容易造成生長發育不良及不孕的

現象。

然而，長期飲用含氟量超過8ppm的人，可能引發骨質硬化（osteosclerosis），嚴重時亦可能導致氟中毒（fluorosis），其症狀類似關節炎。此外，攝取過量的氟也會造成牙齒產生「斑釉齒」，同時氟與鈣結合成氟化鈣而沉澱，可能造成結石症。

〔氟在人體內的代謝作用〕

由食物中攝取的氟，約有50％～80％為人體所吸收，吸收率頗高。

一般來自水中的氟化物會迅速地在胃腸中完全被吸收，其中，大部分的氟均儲存在骨、齒中，未被吸收的氟則多半經由尿液和汗水排出。

〔每日所需氟的劑量〕

平均成人每日需要量約為1.5～4.0毫克。

〔氟的天然來源〕

綠茶、蝦、蛋、沙丁魚、鱈魚、鮭魚、蘋果等。

氟化物在食物中的含量變化極大，主要因為當地土壤含氟量的多寡而有不同差異。

認識礦物質鉬（molybdenum; Mo）—— 協助核酸代謝、健全紅血球的礦物質

〔鉬對人體的主要功能〕

微量礦物質鉬（molybdenum）於西元1778年由科學家K. W. Sheele所發現。希臘語molybdos為「鉛」的意思，因為它是從鉛礦

中發現的。鉬在成人體內,含量極微,大約只有9毫克,是黃嘌呤氧化酶或稱黃質氧化酶(xanthine oxidase)及肝醛氧化酶(liver aldehyde oxidase)的組成成份。鉬存在於肝、骨和腎等器官組織中。

缺鉬地區的人,癌症發病率較高。

鉬可以協助核酸的代謝作用產生尿酸,以清除體內過多的嘌呤衍生物,也就是在嘌呤新陳代謝過程中,黃質氧化酶觸化黃嘌呤(xanthine)的氧化作用產生尿酸。

鉬是多種酵素的輔因子,因而也參與脂肪和醣類的代謝作用,並且能活化鐵質,使血紅球生長健全,預防貧血。鉬同時也參與人體內硫的代謝作用,促進細胞功能正常化。

[鉬缺乏或過量時對身體的影響]

缺乏鉬可能造成心跳加快、呼吸急促、精神異常、躁動不安、智力受阻及貧血等現象。

每日大量服用超過10毫克的鉬,可能會導致痛風。

[鉬在人體內的代謝作用]

鉬多經腸道吸收,未被吸收的鉬則大部分經糞便排出,小部分經尿液排出。鉬通常以三價、五價和六價根存在並參與氧化還原反應。

[每日所需鉬的劑量]

鉬的劑量至今尚未確定,成人每日安全劑量應在100～500微克之間。

[鉬的天然來源]

大豆和花生含鉬較多,全穀類、深綠色葉菜、豌豆、肉類及動

物內臟中也含有鉬，但是含量差異視當地土壤礦物質的多寡而定。

② 認識尚待研究證實中的超微量礦物質

*揭開超微量礦物質的重要性

　　礦物質、稀有礦物質和超微量礦物質對人體的重要性，在近幾十年中才逐漸受到重視及深入研究，因此，許多稀有礦物質和超微量礦物質對人體的功能及特性尚在研究階段，且尚未能訂出任何標準用量。但是依據前篇所述，生命的起始點來自海洋，而海水中包括近七、八十種礦物質，其中相互間抑制和加乘的作用，對於進化後的生物和人類必定有特殊的功能。

　　僅就有限資料，在此將目前對超微量稀有礦物質的研究概述如下，提供讀者參考。

鋁（aluminum; Al）—— 輔助胺基酸組合的礦物質

　　鋁於西元1827年由科學家 Wohler 以拉丁語 alumen——明樊——為名。成人體內含鋁量約為50～150毫克，鋁於人體內某些胺基移轉酶與胺基酸的組合功能具有輔助的功效。

　　平均成人每日可從飲食中攝取10～100毫克或更多的鋁。根據台灣省衛生署於2001年10月公布調查報告指出，包裝鋁罐及鋁箔紙裝飲料中的檸檬奶茶中含鋁量過高，容易引起腦部神經病變。

錫（Tin; Sn）—— 平衡肌肉伸張、有益生長發育的礦物質

　　史前時期就有錫，少量的錫可活化酵素、促進核酸與蛋白質的合成，有益生長和發育，也可以平衡肌肉的伸張，促進毛髮生長。

錫可被人體吸收的量很小，未被吸收的部分多由糞便排出。

錫的運送主要經由淋巴系統，並多儲存於胸腺、脾臟和骨髓中，而當胸腺功能受損時，可能引起淋巴腺癌，因此含錫的某些化合物可能具有抗淋巴腺癌的功能。

除飲食之外，人體可能因使用含氟化亞錫（stannous fluoride）的牙膏或是某些含錫的肥皂和香水而吸入過量的錫。

鍶（strontium; Sr）── 強化骨齒的礦物質

鍶的發現始於西元1790年，由化學家考夫特（Adair Crawford）首先發現，後來又於西元1808年由科學家Davey以電解法析出並以其蘇格蘭家鄉發現地Strontian為命名。

鍶和鈣都是組成骨骼的重要元素。研究人類進化的學者專家發現，史前人類的頭骨、骨骼、牙齒遠比現代人堅硬，而其鍶的含量也比現代人類高出很多。鍶可強化並堅固骨質，但現代人類的飲食中含鍶量極少，因此現代人類的骨齒也較脆弱。

鍶鹽可用以減低自發性免疫機能失調所造成的發炎現象，並且可以降低骨骼方面的病痛。

此外，引用「放射同位素鍶89」治療攝護腺癌也相當成功。

鈹（berylium; Be）── 防止牙垢生成的礦物質

鈹是最輕的鹼性金屬。鈹的特性是穩定、質輕和熔點高，在冶金時特別有利。

鈹於西元1798年由法國化學家 Louis Nicolas Vauquelin 所發現。據估計，人體從飲食中每日約可攝取100微克的鈹，而環境污染所產生的鈹亦是攝取來源之一，如香煙及燒煤的發電廠。

　　鈹是超微量礦物質，若身體含量過多可能中毒，但是目前尚無確切的研究報告可印證。

　　人體牙齒的琺瑯質中約含有0.09～1.36ppm的鈹，也有人含鈹量甚至高達15.9ppm。少數實驗顯示攝取0.01～2.00ppm的鈹可以減少牙齒方面的毛病，同時使用含有1ppm鈹的氯化鈹可以防止齒間牙垢的鈣化，但這些資料仍嫌不足，有待更進一步的研究證實。

　　此外，因為鈹分子非常輕小，比其他元素容易穿入腦部的血液和骨髓中，所以，科學家正積極研究以鈹治療腦瘤和骨癌的方法及可行性。

銀（silver; Ag）—— 消炎、抗菌的礦物質

　　銀的保健功能早在幾千年前就已經被肯定。它來自於希臘語argyros——閃閃發光的意思。在歐美國家尚未發明冰箱前，婦女們已懂得將一塊純銀的銀幣投入牛奶中防止牛奶變味；古希臘人也知道以純金器皿盛裝食物會降低疾病的傳染機率，因此，中古時期的皇宮貴族盛行以銀器烹煮、盛裝食物和飲料。雖然，他們的皮膚因經久累聚銀而呈現出淡藍色的小點（當時貴族自稱擁有與眾不同的藍色血液）但他們卻很少受到流行性疾病的感染。

　　在十八世紀至十九世紀這段時間裏，使用膠黏性銀（colloidal silver）是美國人抵抗傳染病最盛行的方法。直至抗生素等藥物發明後，因為藥廠不願花宣傳費在人人隨手可得的銀器上面，銀的抗菌功能才逐漸為現代人所遺忘。直到近幾年來，抗生素濫用造成許多抗藥性突變病菌無法控制，膠黏性銀因而重出江湖，展現其「天然抗菌」的優勢與實力，有「天然抗生素」之稱。

　　細胞組織中的銀含量至少需維持在5ppm，方可達到殺菌的效

果，一旦停止飲用膠黏性銀後，銀就會在一至三星期內由尿液、淋巴系統和糞便排出體外。

　　膠黏性銀對於包括人類的所有哺乳類、兩棲類、植物、海藻等生物體都不會產生中毒現象，唯獨對單細胞生物如細菌、病菌等會產生殺傷力，因為膠黏性銀對於生物體而言只是一種催化劑（catalyst），它僅僅只能加速生化作用，而未參與任何的生化反應；當細菌、黴菌或病毒接觸到膠黏性銀後它們的氧化──代謝酶立刻失去效用，大約在六分鐘內就會死亡，然後被生物體的淋巴系統給清除至體外。因此，對人體而言，膠黏性銀「滅菌卻無害」的特性既可信又安全。

　　銀特有的消炎抗菌功效與金、銅很相似。外用的碘化銀液用來治療黏膜發炎，硝酸銀溶液的眼藥滴劑用來防止和治療眼睛發炎。銀與蛋白質的結合物則是人體許多部位的消炎、殺菌劑。

　　銀離子是天然的抗生素，同時它不會導致病菌突變而產生抗藥性。

鈦（titanium; Ti） ── 柔軟組織的礦物質

　　鈦於西元 1791 ～ 1795 年間先後為兩位科學家 Gregor 和 Klaproth 所發現，並以希臘語的「巨神 Titan」為名。

　　四氯化鈦（titanium tetrachloride）能在潮濕的空氣中形成煙霧狀，因此常被用作飛機在空中寫字或繪圖的原料。

　　太陽和月亮都含有鈦，地球的地殼及土壤中均有鈦的存在；植物體內含鈦量極低，僅微量存在於人體柔軟組織內；人體肺部也含有少量的鈦，其直接來源可能是──空氣。

鈧（scandium; Sc） —— 協調代謝作用的礦物質

西元1879年經科學家 Nilson 以出產地 Scandia 為名。鈧能維持生物酵素的催化功能，並能調節人體新陳代謝的機能，雖是超微量礦物質，卻是人體不可或缺的元素。

鑭（lanthanum; La） —— 抗衰老的礦物質

鑭於西元1839年為瑞士科學家 Carl Mosander 發現，在人體生化反應上與鈣類同，主要存在骨骼、骨髓、結締組織和膠原蛋白內，鑭能促進加強細胞生長週期，延長生命及抗衰老。

鈰（cerium; Ce） —— 抗失眠、抗衰老的礦物質

鈰也是欄系元素的超微量礦物質，於西元1803年被科學家Berzelius, Hisinger, Klaproth 共同發現。十九世紀人們就已經知道使用鈰鹽可以治療失眠和精神方面的疾病。

鈰具有殺菌性，也常被用於燒傷感染等皮膚病的化學藥物中。

少量的鈰儲存於骨骼、骨髓和膠原蛋白中，並具有抗衰老的功能。

鎵（gallium; Ga） —— 腦細胞的礦物質

鎵於西元1875年由法國化學家 Paul Emile Lecoq'de Boisbaudran 所發現，並以其祖國法國的古名「Galia」為名。鎵的化學特性與鋁相似，且具有半導體的功能，多存在於腦細胞和骨胳中，可調節腦細胞的生化反應，維持腦部的正常功能。

鎵還具有抗腫瘤的功能，但仍需更多的實驗加以證實。

西元1997年德國《醫學月刊》曾發表有關鎵的研究報告，指

出錸能降低自體免疫功能失調之紅斑性狼瘡的病發率。

鉺（erbium; Er）── 預防心血管疾病的礦物質

鉺於西元1842～1843年由瑞士化學家Carl Gustav Mosander所發現，在他發現鉺的同時，又先後在西元1860年發現其他鑭系元素，包括：鈥（holmium; Ho）、銩（thulium; Tm）、鐿（ytterbium; Yb）和鈧（scandium; Sc）。這些元素除了鈧之外與其他11種元素包括了：鑭（lanthanum; La）、鈰（cerium; Ce）、鐠（praseodymium; Pr）、釹（neodymium; Nd）、鉅（promethium; Pm）、釤（samarium; Sm）、銪（europium; Eu）、釓（gadolinium; Gd）、鋱（terbium; Tb）、鏑（dysprosium; Dy）、鎦（lutetium; Lu）。這15個鑭系元素它們的物理和化學性質非常相似。在生化方面它們與鈣元素頗類同，主要存在人體的骨骼、骨髓、膠原蛋白、和結締組織中。有許多科學家認為微量的鑭系元素可能預防中風、血管阻塞和心肌梗塞、血管硬化等慢性病。

金（gold; Au）── 增強大腦敏銳度、抗疼痛的礦物質

金與銀、銅是最佳傳熱和導電的金屬。人體內含有超微量的金離子，可使人體內熱能與電能的傳導更均勻。十九世紀至二十世紀初期，醫生們使用金來醫治梅毒、淋病和因免疫功能失調所引起的關節炎、紅斑性狼瘡等病症。

在同類療法中金更被經常用在治療心臟病、肝病、骨痛、頭痛和睪丸炎等處方中。尚有研究發現微量的金可增強大腦的敏銳度。

目前日本流行飲用的「純金超微粒子水」聲稱可以克服現代許多慢性疾病，主要就是運用金的導電及安定痛症的特性。

銻（antimony; Sb）── 具抗菌性的礦物質

　　爲半金屬性超微量礦物質。雖然銻被認爲具有毒性，但在古埃及時期卻經常以它做爲預防眼睛發炎的配方。銻可抗黴菌，曾被用來醫治肺炎。目前對銻的研究尚在實驗階段，並無確切的論證。

鉍（bismuth; Bi）── 對消化道有益的礦物質

　　鉍於西元1753年由Claude J. Geoffroy化學博士正式命名，成爲單一超微量礦物質。

　　早期在英美各國，就經常以鉍的化合物醫治痢疾、霍亂、腹瀉以及腸胃炎。鉍的化合劑並爲醫治傷口的外用藥。

　　最近醫學界發現以極微量的鉍可以治癒消化性胃炎或十二指腸潰瘍。

　　目前美國超市或健康食品店中非常暢銷的腸胃消化制酸劑──Pepto-Bismo，其中就含有鉍。

鎘（cadmium; Cd）── 存在於腎臟內的礦物質

　　鎘的特性與鋅類似，雖然早在西元1817年由科學家 Stromeyer 發現，但直到西元1960年才被確認其在動物界的地位。鎘來自於希臘語「kadmeia」爲土的意思。生化科學家們先後從馬的腎臟皮質部和人類的腎臟皮質部分離出多量的鎘。

　　在若干有機體中，鎘可以取代鋅，其中包括某些需要鋅的酵素在內。由腎臟皮質部組成的含鎘蛋白質嚴格地控制鎘的代謝作用，以保護人體不致鎘中毒。

　　西元1984年生化科學家曾發現鎘可以刺激人體生長速度，但尚未獲得更多足以確證的研究報告。

鏑（dysprosium; Dy） —— 激發松果體的礦物質

鏑亦屬鑭系元素，於西元1886年由法國化學家 P. E. Lecoq de Boisbaudran 所發現。鏑屬超微量礦物質，雖然在人體內的總含量非常少，但人體主要的各類腺體包括：松果體、腦下垂體、胸腺和甲狀腺均需依靠微量的鏑以進行正常的運作。而松果體有如生命的時鐘，可協調其他腺體的分泌功能，因此，鏑對抗老也有一定的重要地位。此外，在骨骼中也發現微量的鏑，有可能協助骨骼的發育。

銪（europium; Eu） —— 協助凝血作用的礦物質

銪亦屬鑭系元素，於西元1896～1901年由化學家 Eugene Demarcay 發現。動物實驗發現，微量的銪可以使生命延長一倍以上。銪在血液凝結作用上也具有輔助功能並可預防血友病。

鉛（lead; Pb） —— 平衡酸鹼度、穩定重金屬污染的礦物質

鉛是人類最早知道的金屬之一，人們早在埃及、雅典、和古羅馬時期就開始使用鉛。目前已知有25種鉛的同位素大多存在於自然界，但是為量甚少。

以鉛作為醫療處方且單獨服用，因會引起中毒現象，因此，在「自然療法」中，經常連同其他多種微量礦物質一齊使用，而且用量極微。

從骨骼灰燼中發現，鉛為骨骼中所含微量礦物質中含量之首位，這表示鉛對於人體健康有其必要的地位，尤其在骨骼的形成和成長方面，有其重要價值。

鉛雖對人體具有毒性，但是極微量的鉛卻可以穩定其他具有毒

性的微量礦物質，降低甚至抵消其毒性。

鉛可以維持人體的酸鹼平衡，使血清和體液不至於過酸或過鹼。近幾年來，生化學家發現鉛能激發某些新陳代謝的作用。

在自然醫學的「同類療法」領域中，常以超微量的鉛做爲醫治動脈硬化、帕金森症（Parkinson's disease）和老人痴呆症（Alzheimer's disease）。此外，將鉛外用於傷口如燒傷、皮膚炎、疣、牛皮癬等也有顯著的成效。

鈀（palladium; Pd） —— 減輕婦女病的礦物質

鈀是由英國的醫生 William Hyde Wollaston, M. D.於西元1803年發現，並以希臘神話中的 Pallas 女神爲命名。

鈀對氫有強大的吸附力，因此常被用做爲氫的淨化元素。鈀在自然界常與鉑、鎳在一起，它可以取代鉑的作用。

西元1997年科學家們曾嘗試將鈀用在癌症治療方面，但尚待更多的研究實驗加以印證。而「同類療法」中，鈀則廣泛應用於醫治婦女病。

鉑（platinum; Pt） —— 減輕婦女經痛的礦物質

鉑乃超微量礦物質，於耶穌誕生前的幾世紀就已經廣爲人類所應用，但直到西元1735～1736年才由南美科學家 A. de Ulloa 正式命名，從此，英美各國的生化學家開始進行有關鉑的各項研究。

鉑和鈀的化學殊性類同，均可吸附大量的氫離子。

西元1996年美國科學界曾發表有關以鉑抗癌的研究報告，但尚待更多的實驗和進一步的研究加以印證。

四氯化鉑曾經被用於治療梅毒和淋病。「同類療法」中則常以

鉑治療婦女經量過多或過少、陰部騷癢、子宮疼痛、陰道痙攣和神經痛等。

銣（rubidium; Rb）── 安定神經的礦物質

銣於西元1861年由R. W. Bunsen和G. R. Kirchoff兩位科學家共同發現。並以拉丁語紅色「rubidus」為名。雖然銣在地殼土壤中的含量較鉻、銅、鋰、鎳和鋅為多，且較海水中的鋰多一倍，但是銣只開始在西元1960年之後才被分離出來，因為銣在自然界多與其他元素結合共存，而非單獨存在，銣在海水或溫泉中常與鋰共存。

銣鹽曾經被廣泛應用於治療歇斯底里症（hysteria）和神經過敏症。銣在週期表中緊接於鉀的下方，在必要時，它可以取代鉀離子的電解功能。

碲（tellurium; Te）── 殺菌、防癌的礦物質

碲為半非金屬元素，於西元1782年由化學家Franz Muller von Reichenstein發現，西元1798年才由另一位科學家M. H. Klaproth命名為碲，而有關碲的醫學研究則在近幾年才陸續展開。西元1997年10月至12月間一份有關防癌的研究報告指出：碲具有殺菌功能，並且很可能具有預防某些癌症的功效。

鉈（Thallium; Tl）── 測試心臟的礦物質

鉈乃超微量礦物質，於西元1861年由Sir William Crookes發現，而他在次年和C. A. Lamy才分別將它正式提煉出來。醫學上引用氯化鉈（鉈201）溶液施以靜脈注射，用於驗測心肌病徵至今

已有1/4世紀之久。

鎢（tungsten 或 wolfram; W）—— 抵制抗藥性的礦物質

超微量金屬鎢，於西元1783年由科學家 de Elhuyar 兄弟倆共同發現。

鎢的化學特性和鉬相似。鎢除用於在日常生活中的燈絲外，醫學界在治療乳癌或其他癌症時，經常以鎢的化合物抵制葡萄球菌類對抗生素所產生的抗藥性。

錒（actinium; Ac）—— 偵測人體內重金屬的礦物質

超微量金屬錒最初於西元1899年為化學家 Andre Debierne 從鈾礦中分析出來。直至西元1997年，生化學家研究才發現，錒可能在預防或治療直腸癌方面具有某些效能。

醫學界在非常審慎的技術下，使用錒與鈾鹽以偵測人體肌肉組織內和血液中存在的重金屬。

鈾（uranium; U）—— 以對抗療法降低血糖的礦物質

超微量金屬鈾以三種同位素的形態存在於自然界中。鈾礦在地殼中含量甚多，較銀含量高出40倍。

鈾礦於西元1789年由化學家 M. H. Klaproth 依據行星中的天王星（Uranus）而命名。 Peligot 於西元1841年成為首位成功分離出鈾的科學家。從十九世紀初直到現在，自然醫學界對抗療法的醫生們，經常以鈾治療糖尿病，因為它能迅速降低血中的糖份。

在某時期，超微量的鈾鹽溶液或粉末曾被用以治療鼻涕過多，但現在似乎已經不再使用此法了。

CHAPTER 7
現代食品與礦物質

1 現代農作物中的礦物質大幅減少了

　　二十世紀之初，農作物生長在肥沃的土壤中，不受各類化肥的催化而快速生長，更沒有化學農藥的毒害，人類的食物不僅沒有污染且養份充足，同時從中可獲取足夠的礦物質。但是經過了一個世紀的摧殘，如今二十一世紀初的土壤，早因耕種過度而貧瘠不堪，加上耕種方法不當，破壞土壤中礦物質的均衡，例如，大量施灑非有機性肥料和過量的含磷化肥（或只含有氮、磷、鉀等元素）用以加速農作物的生長，卻無法提供農作物所需的完整礦物質。因此，現今的農產品早已失去它們應有的美味和養分，尤其缺乏微量礦物質，如表（七）。

表（七）　美國年度用於農作物的化肥和殺蟲劑之花費統計

年度	化肥費用	殺蟲劑費用
1970	2.4	1.0
1987	6.5	4.6
1994	9.2	7.2

（資料來源取自 U. S. D. C 1989 和 1996）　　　費用以美金（億）為單位

　　除此之外，新鮮的作物收成後，為防止腐爛立刻充填氣體，以延長其在工廠中的保存期，然後再塗上臘脂，使其在貨架上看起來仍然新鮮。但是，原本具有活性的食物，在遭受上述的摧殘後，試想它的生命力和完整性還能維持多久？除受到高濃度的化學污染外，我們的食物又得經過多項製作過程，例如，除芽、漂白、填充穩定劑、甘味劑、著色劑、防腐劑等，甚至加以放射線照射，如此製成的食品，對人體非但無益甚至有礙健康。

　　根據美國新澤西州所做農產報告 —— 以美國各州不同地區所種植的蔬菜成熟後所做的分析指出，各種農作物因產地的不同，其所含的礦物質的差距之大，令人難以置信，例如，番茄的含鐵量，竟能相差至1900倍。再以蘋果為例，1914年，一顆種植在美國的蘋果可提供人體一半所需的鐵量，而至1992年，你必須吃掉二十四顆蘋果，才能獲得等量的鐵質，也就是說一片1914年所產的蘋果就能提供相當於一顆1992年所產蘋果中的鐵質，表（八），圖（一）。

　　在一九一四年，一顆種植在美國的蘋果能提供接近一半人體所需之鐵質，而在一九九二年，您必須吃二十四顆蘋果，以獲得同等量的鐵質。

表（八）　一顆中等型的蘋果，在八十年內，其礦物質含量之減退（未加工，含外皮）

礦物質	1914	1963	1992	改變的 % (1914-1992)
鈣	13.5mg	7.0mg	7.0mg	-48.15
磷	45.2mg	10.0mg	7.0mg	-84.51
鐵	4.6mg	0.3mg	0.18mg	-96.09
鉀	117.0mg	110.0mg	115.0mg	- 1.71
鎂	28.9mg	8.0mg	5.0mg	-82.70

（來源：Lindlahr：1914；USDA, 1963 及 1997）

圖（一）

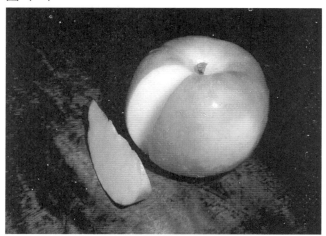

　　從另一角度來看，在1914年，一小片的蘋果就能提供相等於一粒在1992年所種植的蘋果中之鐵質。

　　以錳在豆莢中的含量為例，美國農業部指出，1948年豆莢中錳的含量為每100公克平均含3.1毫克，而至1997年卻平均只含0.159毫克，如下頁表（九）。

　　此外，其他蔬菜抽樣中，以鈣、鎂、鐵含量的平均值來衡量美國蔬菜所含礦物質的多寡，也明顯看出礦物質下降的情形，見表（十）。

　　現代人已經喪失對食物的信賴，因為根本無法從食物的表面得知其真正所含的營養價值，尤其是所含礦物質的多寡。

　　自然生態與生存條件嚴重失衡，威脅人類健康，因此，如何維持體內礦物質的平衡，以確保身體各機能的正常運作，維持健康，正是現今人類急需解決的問題。

表（九a）
錳在100公克的豆夾中的
含量

表（九b）
錳在100公克的捲心菜中的
含量

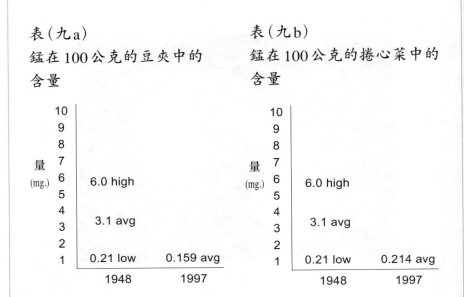

量(mg.)		
10		
9		
8		
7		
6	6.0 high	
5		
4		
3	3.1 avg	
2		
1	0.21 low	0.159 avg
	1948	1997

量(mg.)		
10		
9		
8		
7		
6	6.0 high	
5		
4		
3	3.1 avg	
2		
1	0.21 low	0.214 avg
	1948	1997

表（九c）
鐵在100公克的捲心菜中的
含量

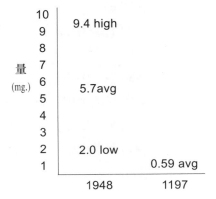

量(mg.)		
10		
9	9.4 high	
8		
7		
6	5.7avg	
5		
4		
3		
2	2.0 low	
1		0.59 avg
	1948	1197

表（十）　幾種抽選蔬菜中礦物質的平均含量，1914-1997

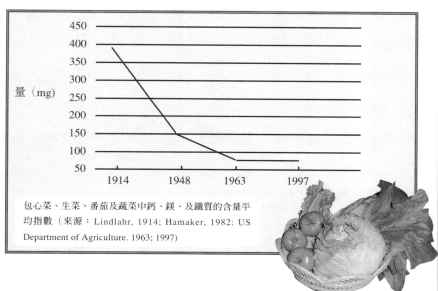

包心菜、生菜、番茄及蔬菜中鈣、鎂、及鐵質的含量平均指數（來源：Lindlahr, 1914; Hamaker, 1982; US Department of Agriculture. 1963; 1997）

② 文明愈進步，礦物質愈缺乏

由於食物在製作過程中，已喪失原始應有的養份，再加上環境污染、飲食作習不當等惡質條件，現今的人類慢性疾病和癌症的發生率已經比十年前平均提高40％～50％。

雖然不能將患病率升高完全歸咎於礦物質的缺乏，但是兩者之間確實有密切的關聯性——當人體內礦物質降低時，疾病發生率就會提高。

美國醫學研究曾做過一份「慢性疾病與礦物質含量」的抽樣報告，以「每一千名病患」為單位，就缺乏礦物質鉻、鎂、鉀、銅、硒的心臟病罹患率而言，由西元1980年平均75.4人提高至1994年

平均89.47人；其次，缺乏銅、鐵、硒、碘、鎂、鋅的慢性支氣管
炎患病率則在14年間提升約56％；再者，因為缺乏鈣、鎂、氟、
銅而產生骨骼畸形的患病率也提升約47％，表（十一）。

表（十一）　慢性疾病比率變更的抽樣報表 *1989-1994

慢性疾病比率變更的抽樣報表 1980-1994

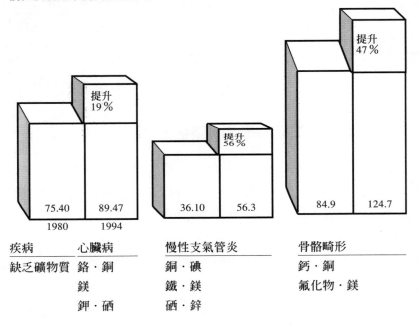

疾病	心臟病	慢性支氣管炎	骨骼畸形
缺乏礦物質	鉻・銅	銅・碘	鈣・銅
	鎂	鐵・鎂	氟化物・鎂
	鉀・硒	硒・鋅	

・美國每1,000名病患人口　　　　　　　　　　來源：USDA, 1996; Werbach, 1993

如前所述,礦物質因為食品過份加工而流失,愈精緻的食物愈缺乏微量礦物質。見表(十二)、圖(二)。

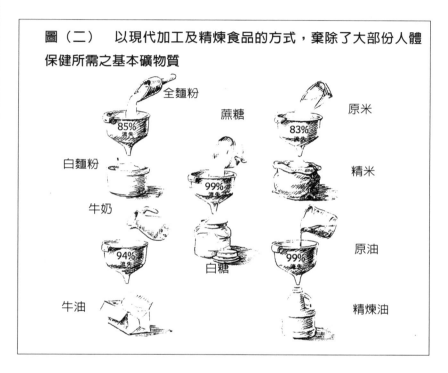

圖(二)　以現代加工及精煉食品的方式,棄除了大部份人體保健所需之基本礦物質

表(十二)　食品加工及精煉後礦物質的損失

	鈷	鉻	銅	鐵	鎂	錳	鉬	硒	鋅
從全面粉到白麵粉	-89%	-98%	-68%	-76%	-85%	-86%	-48%	-16%	-78%
從原米到精米	-38%	-75%	-25%	-	-83%	-27%	-	-	-50%
從蔗糖到精糖	-88%	-90%	-80%	-99%	-99%	-89%	-	-75%	-98%
從原油到精煉油	-	-	-	-	-99%	-	-	-	-75%
從牛奶到牛油	-	-	-	-	-94%	-	-	-	-50%

來源:Mervyn, 2000

因此，現代文明愈進步，人體所需的礦物質就愈缺乏，不得已的情況下，服用外在的礦物質補充劑顯然有其必要性。

現代人礦物質嚴重缺乏的原因，如表（十三）：

1.偏食或是快速減輕體重，造成營養不良。

2.長期酗酒、頻尿、飲用大量的可樂、咖啡等飲料。

3.腸胃道吸收不良。

4.長期使用缺乏礦物質的注射液來供應營養。

5.長期服用藥物，例如，鐵的吸收會受到抗酸劑或四環黴素的影響。

6.經常使用利尿劑或氫氧化鋁抗酸片，體內的鎂及鋅都會大量流失。

7.工作壓力過重。

8.水質污染，無法取得均衡的礦物質。

9.土壤貧瘠，礦物質含量少，致使農作物未能具備完整充份的礦物質。

10.為便利運輸，農作物未成熟即提早採收，因而未能完全吸收到土壤中的養份。

11.飼養家禽和家畜的過程中，使用過量抗生素及荷爾蒙，影響肉類本身所含營養素的品質，並且更加重肉類的污染。

12.礦物質的相互抑制作用，食用不均衡的礦物質，導致體內某些礦物質流失。

表（十三）　　人體礦物質及微量元素不均衡的相關途徑

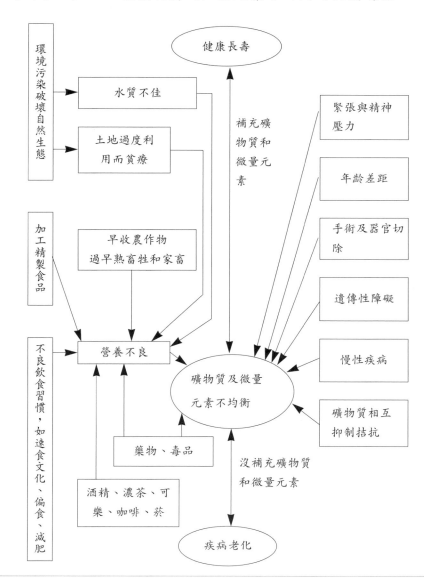

CHAPTER 8
礦物質的交互作用

1 礦物質與人體的交互關係

人體內的礦物質、微量和超微量礦物質之間，同時存在「協同」與「拮抗」（對抗）兩種交互作用，以使人體各種生理機能處於精密的平衡狀態，這是由於各種元素之間的電子結構和物理化學相互間的差異性而造成彼此之間的協調或干擾。

人體內某種礦物質過多或缺乏，除直接來自其攝取量的多寡外，更重要的是受到體內其它元素干擾的間接影響。因此在研究體內礦物質的需要量時，不能只從單一的一種礦物質加以補充，而要同時考慮到體內各礦物質和其他微量元素之間的相互關係和適當比例。

微量元素之間的平衡對人體生理或心理都有其重要的影響。例如，德國人愛喝啤酒，因此體內含鋅量較高，也造就出許多個性強悍果斷的科技人才；而法國人喜愛含銅量較多的紅葡萄酒，因此個性較為溫和文雅，具藝術特質，偶有情緒化的表現；由此可知，微量礦物質的含量對心理層面的影響。而德國人較法國人易患心血管

疾病，其原因除葡萄酒中含抗氧化成份外，是否也因銅與鐵在血液中的加乘作用，使紅血球的攜氧功能增強，則有待醫學界更進一步的研究探討。

② 礦物質與礦物質之間的交互關係

生理醫學發現，鎘會干擾銅的吸收和利用，但銅亦能降低鎘的毒性；鉬太多則銅含量減少，而硫量高時則會降低鉬的濃度和含量，鋅會干擾銅和鈣之吸收、降低鐵的應用功能；大量的鈣或鎂會降低錳的吸收，過量的錳則會干擾鐵的吸收，過量的磷酸鹽亦會降低錳的吸收。以上均為經過實驗而證實的結果，茲將人體內之微量礦物質的交互作用以圖（三），圖（四）表示如下。

③ 礦物質與維生素之間的交互關係

已知茶和咖啡中的咖啡因會降低鐵的吸收，巧克力中多量的脂肪和草酸（oxalic acid）及穀類中的菲汀酸（phytic acid）會阻礙鈣質的吸收外，同時維生素與礦物質之間亦具交互作用，且對體內礦物質的吸收或流失具有相當的影響力。例如，脂溶性維生素A、E、K能降低礦物質的吸收率，而維生素D則使人體細胞內鎂的含量增高。服用鈣時，除非同時也服用維生素C，否則會降低對鐵的吸收。維生素D可增加對鈣的吸收，但是維生素A過量又會刺激骨質流失。維生素C可增加鐵的吸收效果但卻會降低對銅的吸收，而多量的維生素E亦會減低鐵的功能。茲將對維生素有直接或間接影響的礦物質簡列如表（十四）。

圖（三） 礦物質間的相互關聯性

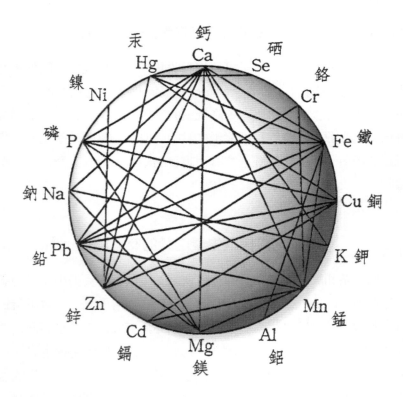

註：人體內的礦物質都是處於相互抗衡的狀態中，過多或過少都會影響其他礦物質的均衡現象。

感謝 *Journal of Orthomolecular Medicine*, Vol.5. No.1, 1990 醫學刊物應允刊登

圖（四）　　人體內微量礦物質相互間作用圖解

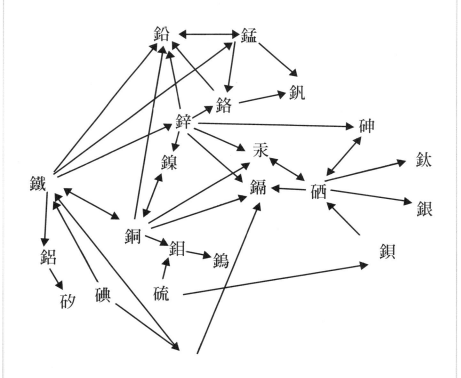

註：單箭頭（→）表示減低性
例：鐵→鉛　表示補充鐵可以減低鉛所造成的毒性，如果鐵含量過低，會使
　　鉛毒性加強，或高含量的鉛可能抑制鐵的功能。
註：雙箭頭（←→）表示加乘作用
例：血漿中的銅蛋白可以促進鐵的輸送，因而促使血紅素的合成。

表（十四） 維生素與礦物質相互關聯表

維生素	有相互影響的礦物質
A	鋅、鉀、磷、鎂、錳、硒
D	鈣、鎂、鈉、銅、硒
E（tocopherol）	鈉、鉀、鈣、鐵、錳、鋅、磷、硒
B1硫胺素（thiamine）	硫、硒、鈷、鈉、鉀、鐵、錳、鎂、銅、鋅、磷
B2核黃素（riboflavin）	鐵、磷、鎂、鋅、鉀、鉻
B6吡哆醇（pyridoxine）	鋅、鉻、鎂、鈉、鉀、磷、鐵、錳、硒
B12鈷胺素（cobalamin）	硒、銅、鈣、鈷、鈉
C抗壞血酸（ascorbic acid）	鐵、銅、鈣、鈷、鈉
B3菸鹼酸（niacin, nicotinic acid）	鋅、鉀、鐵、鎂、磷、錳、鈉、鉻、硒
B5泛酸（pantothenic acid）	鉻、鈉、鉀、鋅、磷

4 利用礦物質的交互作用排除有害的重金屬

　　由實驗中我們知道，體內含過量的重金屬會嚴重危害身體健康，例如，空氣中的污染物 —— 重金屬「鎘」，它主要來自於香煙與工業污染；由實驗中得知，身體內過多的鎘會造成血壓高、免疫系統失常、學習能力障礙、情緒緊張甚或導致癌症。鎘在單獨存在時毒性非常大，同時鎘的存在更會增加其他物質的毒性，例如，農業用的殺蟲劑「氯化驅蟲林丹」（chlorinated pesticide lindane）與鎘混合後如被食入體內，會使組織細胞林丹的含量倍增，加重肝的代謝負擔，如未能順利排除，則可能導致肝硬化和肝癌。而研究攝護腺癌的細胞中也發現鎘含量與癌症的惡化成直線正比。

　　在一般正常情況下，除非嚴重的營養缺乏，否則只有非常少量的鎘能被人體吸收。然而，2002年初，台灣爆發鎘米污染事件，民眾若因此誤食含大量鎘污染的米，其健康情況極不樂觀。因為鎘

的半衰期約達十年至三十年之久，如此長時間停留在體內，會造成體內重金屬污染，在這種情況下，唯有利用其它礦物質和鋅、鈣、硒、鈷、銅和維生素C、硫氨基酸的取代和保護作用才能減低體內的鎘污染傷害。

　　再以鉛污染為例，鉛的污染幾乎遍及各個角落，主要來自於汽油的添加劑──四乙基鉛。調查統計，經常在車輛往來頻繁之交通要道玩耍的兒童，其智力顯著低於其他同齡兒童，這是長期吸入往來車輛排放之廢氣而引起體內含鉛量過高的結果。一般鉛中毒會引發神經、造血和消化系統等方面的綜合症狀，例如，智力退化、食慾不振、嘔吐、腹痛和便秘，嚴重時會引起貧血、血管硬化、腦水腫、腎炎及腎衰竭甚至死亡。歐、美、日等國家早已禁止出售含鉛的汽油，而我國尚未嚴格限制使用。此外，各種含鉛的油漆、化妝品以及老舊的鉛製水管也是鉛污染的重要來源，在這些重金屬污染源尚未能完全限制之前，唯有應用礦物質間的相互拮抗作用以保護人體不受重金屬污染的毒害，表（十五）和表（十六）。

表（十五）　有毒的金屬對人體器官的影響

金屬	受影響的器官組織
鉛（Pb）	腎、胰、心、腦、骨骼、腸、神經
鋁（Al）	胃、腦、骨、肝、腎
汞（Hg）	神經、細胞膜、血液、腦、皮膚毛髮
砷（As）	細胞、肝、腦、指甲皮膚
鎘（Cd）	腎、心、腦、血管、細胞、皮膚、關節
銅（Cu）	神經、骨骼、肺、血液

表（十六）　保護人體不受重金屬毒害的微量元素

重金屬	礦物質	其他微量元素
鉛（Pb）	鈣、鐵、鋅、鉻、銅、鎂	維生素A、維生素B群、維生素E、維生素C、硫氨基酸、卵磷脂。
鋁（Al）	鎂、鈣	卵磷脂、維生素B6、B12。
汞（Hg）	硒、鋅、銅	維生素C、硫氨基酸、果膠、維生素E、維生素A。
砷（As）	硒、鈣、鋅	維生素C、硫氨基酸。
鎘（Cd）	鈣、鋅、硒、鈷、銅、鎂、鐵	維生素C、維生素E、硫氨基酸、卵磷脂。
銅（Cu）	鋅、鐵	維生素C、硫氨基酸。

CHAPTER 9
眞正的健康有賴於礦物質和微量元素的均衡

①有毒的微量礦物質不是永遠有毒

　　雖然微量礦物質在食物中和代謝作用時的需要量甚微,但它的微量存在卻足以影響人體整個系統的運作。人體對於某些微量礦物質的需要量較其他的微量礦物質爲大,且就算服用超量時也無明顯的副作用或中毒現象。以鉻爲例,研究報告指出十分之九的美國人有鉻不足的情形;鉻主控胰島素在細胞內輸送血醣,並與重要的氨基酸進行生化作用而產生能量以維持組織生長,人體缺乏鉻時,胰島素無法正常分泌,可能導致糖尿病。在飲食中的鉻很少具有毒性,但若長期暴露在高鉻的環境下則可能會導致皮膚病、鼻黏膜炎、肝、腎受損等。

　　此外,鋅就像鉻一般,同樣有助於糖尿病患對葡萄糖的運用。目前已知約有七十餘種酵素中含有鋅,其中的一個酵素可分解沉積在風濕性關節炎週邊的強氧化物,這就是近年來醫學界一直以硫酸鋅醫治這類病痛的主要原因。鋅與鉻相同,不易產生中毒情形,但是長期過量也可能產生嗜睡、行爲偏差不安等現象。

此類礦物質一般都不認為含毒性。一般醫學界認為砷、硼、鎘、鉛、錫和釩具毒性，但目前證實，此類「概括認知」在某種程度上是不恰當的。例如，錫可有效去除老鼠體內阻礙生長的物質；碘在正常代謝作用及維持甲狀腺機能方面也需要釩的居中協調，鉛可增加幼鼠體內血球容量，而減少產生紅血球缺鐵的毛病，此外，正常細胞的生長和增殖也很可能需要砷，在人體肝臟及血液中亦含有相當量的砷，尤其是未出生的胎兒體內砷的含量更高，所以砷可以說是一種藥物及毒藥，同時也是人體所需的營養素。再則，從未使用過鋁製餐具的人和動物體內，都含有極微量的鋁。患有躁鬱症者血液中的溴含量比正常人少一半，等其症狀治癒之後，其血液中溴量則增加一倍，和正常人的溴含量相同。因而視人體需求而定，這些不同濃度的稀有礦物質，有其不同程度的必要性，且並非永遠「有毒」。

2 礦物質必須在一定的比率下共同運作才能達到健康效果

許多補充劑的製造商，忽略營養的最基本原則，也就是沒有任何一種補充或營養素可以自己獨立運作，它必須配合其他營養物質共同運作，才能產生保健功能。所有的維生素和礦物質都是如此。

鈣就是一個很好的例子。如果鈣無法與鎂、錳、鐵、磷、矽以及維生素A、C、D在細胞內結合，就無法被人體吸收和代謝。更嚴重的是它會沉積在柔軟的組織中而使組織「鈣化」因而導致動脈硬化、骨質疏鬆、關節炎和腎結石。不僅鈣需要和鎂結合，且鈣與鎂的比例也非常重要，一般的補充劑都以「二份鈣，一份鎂」的比例混合，最近研究報告卻指出其比例應該對調才正確。因為鈣量比鎂量超出許多時，體內就只能分泌出少量的降血鈣素

（calcitonin）。而過多的鉀狀旁腺激素（PTH）則會導致鈣從骨質中流失。增加更多的鈣量並不能解決問題，雖然鎂能幫助身體吸收和代謝鈣，但過量的鈣又會阻止鎂的吸收。

註：降血鈣素能促使鈣儲存在骨骼中。

服用鈣而未能服用適量的鎂，將會導致鎂的缺乏，或是鈣的吸收不正常。換句話說，補充劑中若含鈣量比鎂高時，非但不能使骨骼強健，反而導致骨質脆弱。因此，服用礦物質時，其各礦物質之間的正確比例，正是日常保健和預防疾病的重要關鍵。

③ 礦物質之間的運作就如相嵌的齒輪

礦物質必須要與至少兩種或兩種以上的其他礦物質共同作用才能達到預期的保健功能。而每一個相關聯的礦物質，又會直接或間接的影響到其他的礦物質，它們相互之間的依存關係，猶如大小齒輪相互嵌合轉動般的緊密相連。任何一個齒輪（礦物質）的運轉都會影響到其他齒輪（礦物質）的運作。

影響每一個齒輪（礦物質）的功能，關鍵在於齒輪的大小（礦物質的量）和齒輪的小嵌齒的數目（礦物質的特性）。人體各部組織系統就如同齒輪相嵌的網狀組織，發展出神經、循環系統、消化、排泄、生殖系統、免疫系統以及肌肉、骨骼等組織間的交錯功能。

④ 攝取礦物質及微量元素必須相互協調均衡，否則可能適得其反，有害健康

如前章所述，礦物質之間的關聯性可區分爲相互對抗的「抑制作用」及相互增效的「協同作用」兩種。這兩種作用皆在代謝和吸

收作用中同時產生。在吸收的情況下抑制作用能抑止吸收功能，也就是過量服用某種單一元素會導致腸道降低吸收另一種元素的功能。舉例而言，過量服用鈣會影響腸壁對鋅的吸收，而過量服用鋅，又會降低銅的吸收。抑制作用對於新陳代謝而言，會因單一元素的過量影響到另一元素的代謝功能，進而會導致其被排出體外，這些現象可就鋅與銅；鎘、鋅、鐵與銅；鈣、鎂與磷等之間的關係而有所瞭解。

在許多案例中，孩童們的細胞內顯示出過高的含鈣量，這是因為飲食中含鈣量太高而鎂又太低，因此導致「細胞自殺」，而組織鈣化可以導致上千種疾病。人體成長時期，鈣能從骨骼堅硬的組織中延伸到體內柔軟的組織裏。目前一般人對這種現象，還沒有完全瞭解，但在廣泛的醫學界已引起相當的重視。

鈣在身體中沉積，關乎於自身的生物化學變化。鈣沉積在關節就形成關節炎，沉積在血管內造成血管硬化；沉積在心臟會導致心臟病；沉積在腦中則就引起衰老症。鈣化過程是非常緩慢的，可能需時十年、二十年甚而超過三十年。鈣化現象從孩童期就已經開始，身體中包括各種腺體在內沒有一處能免於鈣化。

攝取某一種維生素過多時也可能導致礦物質不足或是過量。高量的維生素C會影響銅的吸收及代謝功能，造成銅的缺乏，且可能導致骨質疏鬆症和免疫功能降低。而維生素C對銅的抑制作用又需要吸收足夠的鐵，因此過量攝取維生素C又會導致鐵中毒。

依據美國一篇營養學術報導指出，營養不良和營養過剩都會導致免疫系統失調、影響其功能。礦物質也是如此，過多或過少都有害健康，均衡是唯一要件。這是各元素之間的平衡現象，並非單獨的元素就能支配的生命現象。

CHAPTER *10*
礦物質與人體氣場的關聯性

1 以中醫哲理觀「氣」

古代養生學主要以「固本元氣」爲保健之道。各類的氣功養生調息方法，都以調整呼吸、打通血脈爲最終的目的。「氣」來自大自然、宇宙，植物接收後得以生長，動物也在夜晚受到地球磁場及宇宙大氣的調理，身體機能因此發育茁壯、調節平衡。

可悲的是，二十一世紀的人類，生活在狹窄的空間，周遭在鋼筋水泥的密閉建築物阻擋下，來自宇宙的大氣和磁場遭受到阻礙和干擾，因此各種慢性疾病和精神壓力皆相繼產生，而這些所謂的文明病僅靠藥物並無法獲得令人滿意的醫療效果，因此，現代人又回歸至古人戶外進行呼吸調息，以「氣」養生的自然保健之道。

以淵源來自於印度而被廣泛融入佛教哲學的理論，來觀看生命的元素則可分爲地、水、火、風四大類別，其中「地」爲「骨肉」、「水」爲「體液」、火爲「體溫」、風爲「呼吸」，生命的本質不可缺少這四大元素中的任何一項，否則就沒有生命的跡象。

這四大元素中的「骨肉」源自土地和海水中的礦物質，以及植

物經光合作用或是動物以食物鏈方式所形成的營養元素。這些營養元素溶於體液中的水，在腸道中被吸收，並且與「風」中的空氣進行太陽能的「光合作用」或是以氧氣而進行「氧化作用」，因而產生「火」，也就是「能量」，以維持生命。

　　古代農民經常在牛隻生病時，放任其到山谷間自行覓食某些青草，或是掘開土壤吃食其中的粘土，而後病牛竟能自然痊癒。其實，許多動物都具有這種本能，家中的寵物貓和狗，當牠們身體不適的時候，也會自己尋找青草和泥土來吃。我們人類原本也具有此種動物本能，但是受到文明生活和西方醫學的影響而逐漸淡忘、消失。事實上，粘土含有豐富的礦物質和地氣，人類的老祖宗早已將粘土應用在強身保健方面，甚至治療病痛維護人體磁場和氣場。相信不久的將來，科學文明更進步時，必定會再一次證實我們老祖宗的智慧。

　　以中國醫學的理論而言，食物具有陰陽特性，通常動物性食物，例如，魚、蝦、肉類、家禽類和鹽均屬陽性食物，而植物的根、莖、葉、海藻類以及砂糖則屬陰性食物，未經加工的糙米則屬中性食物。

　　身體中所含陰性或陽性食物的多寡，會影響人體的能量。所謂的「人體能量」（即前述的「火」），也就是能啓動人體其他活動的能力。人體有兩種類型的「能量」，我們最常用的能量就是「化學能量」，它是由食物經過新陳代謝作用所產生的化學能，是一種常見的外在能量。另外一種就是輸送神經脈沖至人體各部位的「人體電位能」，是一種內在的能量，也就是中國傳統醫學所謂的「氣」（Ci-Yi），西方稱「氣」爲 BEE 或是 Body Electrical Energy。

2 以西方科學觀「氣」

在人體的神經系統中，有上億的神經原，我們觀看一場球賽或是閉目靜思，都是來自各種神經原的相互配合而產生的行動。神經原的功能有如電器中複雜的電線，而神經原的傳導功能有賴於細胞內外電勢差的改變，這種改變，稱為「運作電極」，它可以每小時運行數百哩的速度在細胞膜上流動。雖然神經傳遞信號時，是因為神經膜內的電化而帶電，但這種由神經原傳導至另一個神經原，或是傳導至肌肉細胞的現象，主要是基於化學變化而非電磁變化。

人體各種器官內不同的神經系統含有各種不同的化學物質，才能發揮傳遞功能。每一種礦物質的離子，都有不同的週頻率，當一個或更多的礦物離子經過細胞膜，並且依附在蛋白分子上時，就產生化學作用，而引發生物體的酵素作用，不同的礦物質可使酵素產生不同的反應。

人體內上千億的細胞形成電流的能量系統，就是這種精密的電能，生命因之產生，而疲倦現象就有如電池電力不足。

細胞不但需要葡萄糖同時也需要礦物質做為正負電極，而在細胞內產生電壓。中醫哲理中的「風」也就是「呼吸」，因呼吸而得到的氧就是我們細胞電池的正極，加上來自食物中所含礦物質形成的離子就產生電流，例如，稀有礦物質硒、鋅、鐵和錳提供電流量的通道。生命是藉著電流不斷地運作，同時需要適量的氧藉以遞送電流。人體就是一個生物電導體，其電流的電場和中國醫理的「氣場」相互呼應。

③ 礦物質能提升練「氣」的效果

人體無論晝夜，每一秒鐘都不斷地釋出離子化的礦物質和微量礦物質來傳導和產生成千上萬微小的電荷脈沖，這些脈沖也就是所謂的「氣」，它能促使肌肉、神經、心肌、腸胃的運動，如果沒有這些脈沖，就沒有任何肌肉，包括心臟在內的運作，也就是說，「斷氣」等於死亡。

唯有離子化礦物質才能傳導這些電荷，產生「氣」場，提升神經系統的功能和肌肉的收縮及活動力，加強身體或精神的敏銳度。因此，礦物質與人體的能量息息相關。舉例而言，象徵財富的「黃金飾物」其最原始的真正用途是提供人體氣場和能量，以前只有權勢貴族才能配帶，後來才擴展到平民階級。當時以黃金打造成戒指、手鍊和項鍊等配帶物是用於治病，因為黃金的導電力強，配戴於身體表面，可以吸收空氣中的氣並且可以將氣屯積起來，對於身體虛弱的人，可以提供一個氣場，使病人較為舒適。同樣的，在人體內所含的微量金離子，可調節體內「氣」的運行，使「氣」能送到人體最需要的部位，使其得到最佳之養份供應和廢物清除的功效。

中國醫學與武術方面所練就的「氣」，與體內礦物質的電解性有相當關聯，因為礦物質和微量礦物質的電解性可以可輔助練氣的功效。中國傳統醫學理論中，「氣」代表著最高的「生命能量」，以草藥及礦石來促進氣的運轉，也就是加強體內的電子能量。體內的礦物質愈均衡，則氣的運轉愈為順暢，也就是說，礦物質可促進體內「氣」的運轉，因而得以恢復健康與活力。

CHAPTER 11
礦物質與五行生辰的關聯性

　　英國能量醫學專家發現，當人類的身體化爲灰燼時，僅留存下的礦物質中，主要爲磷、硫、鉀、鈉、鈣、鎂、矽、鐵、氟等礦物質且以氯化物、硫化物、磷酸鹽和硫酸鹽的形式存在於灰燼中。經過多年分析探測的結果，竟然發現人體體內礦物質的質與量和其出生的時辰具有耐人尋味的關聯性。

　　台灣順勢醫學專家楊緯謙博士歷經多年的研究，亦證實在自然醫學能量測試的檢測下，每個人所缺乏或所需要的礦物質與其生肖、生辰、星座有某種特殊的相關性。楊博士依上述特性順勢療法看診時，往往也針對患者所需的礦物質加以補充，且治療成效奇佳。茲將楊博士以多年臨床實證結果而研製的人體組織礦物質適性表提供給讀者參考，見下頁圖（五）。

圖（五）

生肖、星座與人体組織鹽

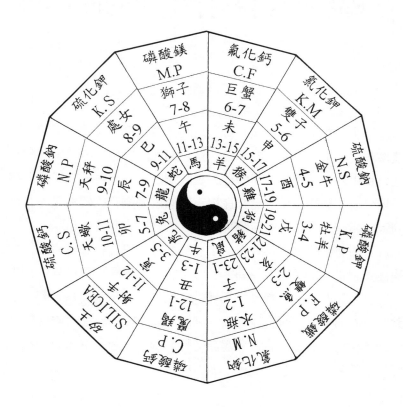

中華民國順勢健康法推廣協會理事長
英國生物能量醫學研究所所長
楊緯謙 博士研製

生肖、星座與人體組織鹽範例（一）

　　出生於民國33年3月5日（農曆二月初十一）、亥時，屬猴，雙魚座的人，所需要的特殊礦物質包括有磷酸鐵和氯化鉀。

生肖、星座與人體組織鹽範例（二）

　　出生於民國61年8月18日（農曆七月十日）、辰時、屬鼠、獅子座的人，其所需要的特殊礦物質包括有磷酸鈉、氯化鈉、磷酸鎂。

　　這份生肖、星座與人體組織礦物鹽圖表的應用，不但是多年經驗的累積，也非常順乎生物體的磁場效應。當母體懷胎時，早已身受當時太陽光能和磁能的感應，同時又受地球磁能與節氣、氣候的調節，再加上懷孕期間所吃的食物受到季節更換而有所不同，而宇宙淨化的磁場強弱也跟隨時節時辰而異，無形中影響到胎兒的成長及發育（其中最能與宇宙磁場相互感應的就是礦物質和水）。

　　所謂的太陽帶正電、為陽性、正極、示為天公；地球帶負電、為陰性、負極、示為地母，在天公地母四季時辰的影響之下，人體的「先天體質」即產生「酸性體質」和「鹼性體質」之區別，而體質的酸鹼性則主要取決於體內各種礦物質的成份和其多寡。

　　因此，無論在傳統醫學或是整合醫學方面，確實測試出人體個別所需礦物質的種類和其需要量（平衡體內所需的礦物質），是現代人健康長壽的根本之道。

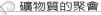

CHAPTER 12
戲劇性的科學證明
—— 活血分析與離子化礦物質

　　近十幾年來，自然醫學界常以新型高倍顯微鏡更進一步研究血液細胞的活動效能，稱之為「活血分析法」。這種血液分析法只需取得被檢驗者手指尖的一滴血，將它塗抹在玻璃片上，以高達放大兩萬倍數的顯微鏡、連接電視銀幕，顯示及紀錄玻璃片上所見到游動的紅血球、白血球、血小板、游離脂、膽固醇、尿酸結晶、酵母菌、黴菌等存在於血液中的物質，以瞭解並預測受驗者的未來的健康趨勢。

　　同時，使用這種新工具可以很快地瞭解營養素與血液細胞間的關聯性。在高倍顯微鏡下顯示出，完整的食物經過攝取一段時間後，可以活化血液中的細胞，也就是在血液中聚集不散的紅血球可以重新恢復成有規則的圓形而且更具活動力。在不正常的營養狀況下，顯微鏡下的紅血球像銅板一樣堆疊在一起，這種堆疊叫做「形成捲形物」（rouleaux），也就是法文「捲筒」的意思。當人體精力減弱，營養不均衡或是生病時所見的紅血球多半呈現出「捲形物」，而白血球則被粘著的紅血球擠壓得不能動彈，因而失去吞噬細菌的能力，降低其在血液中的免疫功能，同時因為紅血球聚集

（aggregation）緊密串聯在一起，而造成血液循環不良、缺氧等身體不適現象。

在活血分析顯微鏡下某些健康食品會展現出極為戲劇性的活化功能，其中尤以酵素和離子化礦物質最為顯著。雖然，每個人所測試的結果不盡相同，但若受測試者第一次的血液分析呈現「捲形物」，在施以適量的酵素或是離子化礦物質和微量礦物質後的十五分鐘至一小時，再重新做一次活血分析時，會發現捲筒狀的紅血球相互分開，並呈現圓形單獨的浮游狀態，同時白血球也得以自由舒展。

紅血球疊積成捲筒形是因為缺乏均衡的營養，因而減弱紅血球自肺中攜帶氧、再釋放至細胞內的功能。疊積的細胞很可能是疾病的前驅物，例如，所有癌症病患都呈現「捲形物」的紅血球狀態，這些細胞只能在玻璃片上存活二至三分鐘，當服用離子化礦物質或海鹽鹽滷後，紅血球的黏稠度即有顯著的降低，同時細胞可在玻璃上存活長達數小時之久。

因此，透過活血分析可以更加瞭解礦物質的重要，尤其是來自

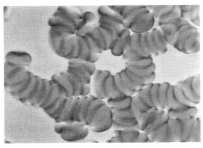

圖（六）　未飲用離子化鹽滷前之血液

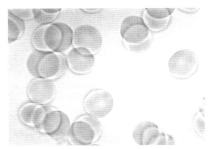

圖（七）　飲用離子化鹽滷（30至60分鐘）後之血液

海水中的鹽滷，其所含的均衡礦物質可以在很短的時間內發揮出強力的效功。

血液中紅血球黏著形條帶狀，紅血球活動力低弱，攜氧功能無法充份發揮，代謝作用不健全，造成生理失調，精神不易集中，容易倦怠。同時白血球被壓擠、無法活動及吞噬細菌，導致免疫力降低，容易感染疾病。

血液中紅血球活化，在血液中分散且具有活力，充分發揮攜氧功能，白血球活動自如，發揮免疫功效，代謝作用正常化，調節各部生理機能，降低病痛的發生率，精神易於集中，體力充沛。

CHAPTER *13*
常用於中醫藥理中的各種礦物質

＊礦石可內服外用

    我國數千年的中醫藥理，經常引用各種礦石、動物骨骼、甲殼類的外殼作為藥用或藥引，經過近代科學的驗證，發現上述物質之所以可產生各種藥理功能（且多半既可內服又能外用），主要原因在於其中之礦物質與微量礦物質的組合。茲將中醫藥理常見礦石中所含礦物質的成份、性能以及病理上的應用，節錄如下，提供讀者參考。

❦礦石名稱：麥飯石（Lgneous Rock）

    來源及形態：為不規則塊狀之火山岩或花崗岩，表面顆粒大小和色澤分佈很像一團麥飯。

    礦物質成分：矽、鈣、鈉、鉀、鎂、磷、鈦、釩、鐵、鋁、鋅等。

    藥理性能：甘、溫。消癰腫，解毒消炎。

    中醫應用：癰疽惡瘡，皮膚潰瘍。

❧礦石名稱：硫黃（Sulphur）

　　來源及形態：黃色斜方晶體，易燃，自硫礦提煉而成。

　　礦物質成分：硫、鈣、鐵、鎂、鋁、鈦、錳、銅、矽、砷。

　　藥理性能：酸、熱。壯陽散寒，殺蟲通便。

　　中醫應用：陽痿、虛喘、便秘、疥癬、濕疹。

❧礦石名稱：山羊骨（山羊）（Capra Hircus L.）

　　來源及形態：牛科動物山羊骨頭。

　　礦物質成分：磷酸鈣、碳酸鈣、磷酸鎂、氟、鉀、鈉、鐵、
　　　　　　　　鋁。

　　藥理性能：甘、溫。補腎、強壯筋骨。

　　中醫應用：腰膝無力、筋骨酸痛。

❧礦石名稱：白石英（Quartz Album）

　　來源及形態：不規則塊狀、含氧化矽的石英石。

　　礦物質成分：二氧化矽。

　　藥理性能：甘、溫。止咳、安神、利尿。

　　中醫應用：咳嗽、驚悸、消渴、小便不利。

❧礦石名稱：不灰木（Hornblende Asbestos）

　　來源及形態：硅酸鹽類纖維狀石棉礦。

　　礦物質成分：鐵、鎂、鈣、鋁、鈦、錳、釩、鋅、銅、矽。

　　藥理性能：甘、寒。清熱、利尿。

　　中醫應用：小便不順、咳嗽、喉痛。

❦ **礦石名稱**：石膏（Sericolite）

　　來源及形態：純白色塊狀、具絹絲光澤的硫酸鹽礦石。

　　礦物質成分：鈣、鎂、鋁、矽、鐵、錳、鈦、鎢、錫、硼、
　　　　　　　　　銅、鉛。

　　藥理性能：辛、甘、寒。清熱、解煩、止渴。

　　中醫應用：心神煩昏、譫語發狂、口舌生瘡。

❦ **礦石名稱**：伏龍肝（Terra Tiavausta）

　　來源及形態：不規則黃色至深紅色多年燒柴草燒結而成的土
　　　　　　　　　塊。

　　礦物質成分：鋁、鈣、鎂、鎂、矽、鈦、錳、釩、鋅、錫、
　　　　　　　　　鎳、鋰。

　　藥理性能：辛、溫。止嘔、止血。

　　中醫應用：嘔吐反胃、腹痛泄瀉、吐血、潰瘍。

❦ **礦石名稱**：無丁赭石（代赭石）（Qelitic Hematite）

　　來源及形態：紅黃色或棕紅色不規則塊狀、淺海沉積的水針鐵
　　　　　　　　　礦。

　　礦物質成分：鐵、矽、鐵、鋁、鉀、鈉、磷、鈦、錳、鋅、
　　　　　　　　　鉛、銅。

　　藥理性能：苦、寒。平肝鎮逆、涼血止血。

　　中醫應用：噫膈反胃、哮喘、驚癇、嘔血、痔瘡。

❦礦石名稱：花蕊石（Serpentiniated Marble）

　　來源及形態：白灰色或灰綠色具稜角不規則塊狀的蛇紋石的大理石。

　　礦物質成分：鈣、鋁、鎂、矽、鐵、錳、鈦、鎳、錫、鋅、銅、磷、鉛。

　　藥理性能：酸、平。化瘀、止血。

　　中醫應用：嘔血、便血、崩漏、產婦血暈、胞衣不下、金瘡出血。

❦礦石名稱：紅粉（Oxidized Azoth）

　　來源及形態：為以昇華法人工合成的丹劑。主要以白礬、硝石加入研細後，置於鐵鍋中加熱熔化，放冷後倒入水銀表面，再放鍋中蓋嚴加熱冷卻後所呈紅色薄片結晶物。

　　礦物質成分：汞（氧化汞）、鈉、鋁、鎂、矽、鐵、銅。

　　藥理性能：拔毒、去腐、生肌。

　　中醫應用：僅適外用於癰疽、疔瘡、梅毒、下疳。

❦礦石名稱：珊瑚（Corallium Japonicum Kishinouye）

　　來源及形態：為樹枝狀珊瑚蟲群體所分泌的石灰質骨骼。

　　礦物質成分：鈣、矽、鐵、鎂、鋁、鋅、銅、錳、鈦、鎳。

　　藥理性能：甘、平。安神鎮驚、袪翳明目。

　　中醫應用：驚癇抽搐、吐血衄血。

❦ **礦石名稱**：**雄黃**（Realgar; Orpiment）

    來源及形態：深紅或橙紅不規則塊狀的硫化物礦石，斷層面發
                閃耀光芒。

    礦物質成分：硫、砷、鋁、矽、鈣、鐵、鎂、錫、鈦、錳。

    藥理性能：苦、溫。燥濕、祛風、解毒、殺蟲。

    中醫應用：疥癬、哮喘、腋臭、驚癇、寒痰咳嗽、蟲積腹痛。

❦ **礦石名稱**：**代赭石**（Hematite）

    來源及形態：棕紅色表面密集丁頭狀小突起的赤鐵礦石。

    礦物質成分：鐵、鎂、鈣、鈦、錳、磷、鋅、銅、鎳、砷、
                鉛。

    藥理性能：苦、寒。平肝鎮逆、涼血止血。

    中醫應用：噫氣嘔逆、噎膈反胃、哮喘、驚癇、吐血、痔瘡、
                崩漏帶下。

❦ **礦石名稱**：**砒石**（Orpiment）

    來源及形態：紅黃色半透明氧化砷不規則塊狀。

    礦物質成分：砷、鐵、鎂、錫、鈣、鋁、鈦、錳、磷、鋅、
                鎢、釩。

    藥理性能：辛、酸、熱。劇毒。祛痰截瘧、殺蟲、蝕惡肉。

    中醫應用：寒痰哮喘、瘧疾、痔瘡。

❦ **礦石名稱**：石灰（Limestone）

　　來源及形態：主要由方解石所組成，為石灰岩加熱燃燒後之塊
　　　　　　　　　狀土石。

　　礦物質成分：主要成分是碳酸鈣、鐵、矽、鋁、鎂。

　　藥理性能：辛、溫。有毒。殺蟲、止血、定痛、蝕腐肉。

　　中醫應用：治疥癬、濕瘡、創傷出血、燙火燒傷、痔瘡、脫
　　　　　　　　肛、贅疣。僅可外用。

❦ **礦石名稱**：黃石脂（Clay Rock）

　　來源及形態：為黃色多稜角的鋁硅酸鹽土石。

　　礦物質成分：鋁、矽、鎂、鐵、鈣、鈦、錳、釩、鋅、銅、
　　　　　　　　　鉛。

　　藥理性能：甘、平。止瀉、調中、除濕。

　　中醫應用：虛寒腹痛、大便膿血、瀉痢。

❦ **礦石名稱**：瑪瑙（Agate）

　　來源及形態：灰色、紅色或黃色半透明至透明蠟樣光澤的不規
　　　　　　　　　則塊狀石英石。

　　礦物質成分：矽、鐵、鋁、鎂、錳、鈦、鋅、鉬、銅、鎳。

　　藥理性能：辛、寒。清熱明目。

　　中醫應用：目生障翳、腫痛流淚。

❦ **礦石名稱：龍骨**（Os Draconis Coloratus）

　　來源及形態：爲多種動物骨齒的化石。

　　礦物質成分：碳酸鈣、磷酸鈣、氟、鐵、鉀、鈉。

　　藥理性能：甘、澀、平。鎮驚安神、斂汗固精、生肌斂瘡。

　　中醫應用：失眠多夢、自汗盜汗、遺精淋濁、癲狂、健忘。

❦ **礦石名稱：龍齒**（Dens Draconis）

　　來源及形態：爲多種動物牙齒的化石，含有多量琺瑯質而有別
　　　　　　　　　於龍骨。

　　礦物質成分：碳酸鈣、磷酸鈣、氟、鋰。

　　藥理性能：澀、涼。鎮驚安神、除煩熱。

　　中醫應用：煩熱不安、失眠多夢。

❦ **礦石名稱：硼砂**（Borax）

　　來源及形態：白色單斜短柱狀晶體。

　　礦物質成分：四硼酸鈉。

　　藥理性能：甘、鹹、涼。清熱消痰、解毒防腐。

　　中醫應用：咽喉腫痛、口舌生瘡、咳嗽痰稠、目赤障翳。

❦ **礦石名稱：大海浮石**（Pumice）

　　來源及形態：多爲黃白色或黑褐色多孔火山岩浮石。

　　礦物質成分：矽、鋁、鉀、鈉。

　　藥理性能：鹹、寒。清肺、化痰、通淋。

　　中醫應用：熱痰喘嗽、淋病、疝氣、瘡腫。

❦礦石名稱：小海浮石（Calcium Carbonate）

> 來源及形態：為沉積海水的碎貝殼與碳酸鈣結合的不規則球形
> 多孔斷面似海綿狀的礦石。
>
> 礦物質成分：鈣、鎂、鋅、鐵、矽、鋁、錳、鋼、錫、氟。
>
> 藥理性能：鹹、寒。清熱化痰。
>
> 中醫應用：老痰淤積、肺熱咳嗽、氣管炎、淋病、疝氣、瘡
> 腫。

❦礦石名稱：石鹽（大青鹽）（Halite）

> 來源及形態：青白或灰白色立方體或不規則的稜體，多半來自
> 炎熱乾燥的鹽湖中。
>
> 礦物質成分：氯、鈉、鎂、矽、鉀、鋁、鐵、鈣、鈦、銅、
> 鎳。
>
> 藥理性能：鹹、寒。瀉熱涼血、明目。
>
> 中醫應用：目赤腫痛、吐血。

❦礦石名稱：雲母（Muscovite）

> 來源及形態：淺色或無色板片狀單斜晶體。為矽酸鹽類的白雲
> 母礦。
>
> 礦物質成分：矽、鋁、鉀、鈉、鐵、鎂、鈣、鋅、銅、釩、
> 鉻、鉛、鈦、錳。
>
> 藥理性能：甘、溫。納氣墜痰，止血歛瘡。
>
> 中醫應用：虛喘眩暈、驚悸癲癇、金瘡出血、久瀉下痢、癰疽
> 白帶。

❦ **礦石名稱**：石燕（Cyr Tiospirifer Sinensis; Graban）

　　來源及形態：為石燕子科動物中華弓石燕及其近緣動物的化
　　　　　　　　　石。

　　礦物質成分：鈣、矽、鎂、鋁、磷、鎳、鋅、錳、鈦。

　　藥理性能：甘、涼。清熱涼血、利濕。

　　中醫應用：尿血、淋病、小便不順、濕熱下帶。

❦ **礦石名稱**：扁青（曾青；藍銅礦）（Flat Azurite）

　　來源及形態：藍色單斜短柱或板狀晶體，為碳酸鹽類平狀藍銅
　　　　　　　　　礦石。

　　礦物質成分：碳酸銅、氫氧化銅。

　　藥理性能：酸、鹹、平。祛痰、催吐、明目。

　　中醫應用：目翳目痛、風痰癲癇、創傷、癰腫。

❦ **礦石名稱**：金精石（Vermiculite）

　　來源及形態：為金黃色具光澤之片狀雲母。

　　礦物質成分：鎂、鋁、鐵、鈣、矽、鈹、鋇、鈦、錳、錫、
　　　　　　　　　銅、鋅、鎳、鉛。

　　藥理性能：鹹、寒。鎮驚安神、明目去翳。

　　中醫應用：心悸怔忡、心神不安、目赤腫痛。

❦ **礦石名稱**：理石（Anhydrite; Massive Structure）

　　來源及形態：深灰至黑色之硫酸鹽類礦物硬石膏。

　　礦物質成分：鈣、鎂、鋁、鐵、矽、錳、鈦、錫、銅、鉛。

　　藥理性能：辛、寒。解肌清熱、止渴除煩。

　　中醫應用：心煩口渴。

❦ **礦石名稱**：磁石（Magnotite）

　　來源及形態：多為菱形十二面或八面體的粒塊狀，具強大磁性
　　　　　　　　　的氧化鐵集合體。

　　礦物質成分：主含四氧化三鐵。

　　藥理性能：辛、鹹、平。鎮驚安神、潛陽納氣。

　　中醫應用：頭目眩暈、耳鳴、耳聾、虛喘、驚癇。

❦ **礦石名稱**：寒水石（Anhdrite; Fibreeus Aggregete）

　　來源及形態：白色或無色透明單斜晶體的硫酸鹽類礦物硬石
　　　　　　　　　膏。

　　礦物質成分：硫酸鈣、矽、鐵、鉀、鈉、鎂、錳、鈦。

　　藥理性能：辛、鹹、寒。清熱降火、消腫。

　　中醫應用：積熱煩渴、吐瀉水腫、尿閉、丹毒。

❧礦石名稱：玄精石（鈣芒硝）（Flake Anhydrite; Glauberite）

　　來源及形態：爲灰白至青灰色橢圓形、菱形或不規則的片狀石
　　　　　　　　膏礦石。

　　礦物質成分：主要爲含水硫酸鈣和少量矽酸鹽。

　　藥理性能：鹹、寒。滋陰降火、軟堅消痰。

　　中醫應用：壯熱煩渴、頭風、頭痛、目障翳、咽喉生瘡。

❧礦石名稱：赤石脂（Kaolinite）

　　來源及形態：紅色或紅白色相間之矽酸鹽類高嶺石。

　　礦物質成分：矽、鋁、鐵、鉀、鈣、硫、鈉、鈦、錳、鋅、
　　　　　　　　銅、鉛。

　　藥理性能：甘、平。澀腸、止血、收濕、生肌。

　　中醫應用：久瀉下痢、便血、脫肛、遺精、下帶、潰瘍不斂。

❧礦石名稱：褐鐵礦（自然銅）

　　　　　　（Limonnized Pyrite; Chalcopyrite）

　　來源及形態：略呈方塊形之灰褐色黃鐵礦石。

　　礦物質成分：主要爲二硫化鐵，其次含有鎂、鈣、矽、釩、
　　　　　　　　鈦、錳、鎳、銅、鋅、鉛。

　　藥理性能：辛、苦、平。散瘀止痛、接骨續筋。

　　中醫應用：跌打損傷、骨折、血瘀疼痛、瘡瘍、燙傷。

礦石名稱：禹餘糧（Limonite）

來源及形態：紅褐色，不規則塊狀氧化鐵類礦石。

礦物質成分：鐵、矽、鉀、鋁、鈣、鎂、磷、錳、硫、砷。

藥理性能：甘、寒。澀腸止血、止咳。

中醫應用：久瀉、久痢、崩漏、帶下、痔漏。

礦石名稱：爐甘石（Smithsonite）

來源及形態：表面白色或淺紅色三方晶系，具多數小孔洞的不規則塊狀，含碳酸鹽之含鋅礦石。

礦物質成分：鋅、碳、鎂、鋁、鐵、鈦、錳、鎳、銅、鉛。

藥理性能：甘、溫。去翳、燥濕斂瘡。

中醫應用：目赤障翳、爛弦風眠、皮膚濕瘡、潰瘍久不收口。多為外用。

礦石名稱：輕粉（Calomel Mercurous Chloride）

來源及形態：以人工昇華法製成的丹劑。主要將水銀、皂礬、食鹽研磨成粉後，鋪於鐵器內嚴封後加熱，待涼後開封所形成的雪花狀結晶。

礦物質成分：氯化亞汞、鈉、鈣、鎂、鐵、鈦、鋁、銅、矽。

藥理性能：辛、冷。解毒、利水、通便。

中醫應用：大小便閉、水腫、腹脹、疥癬、皮膚潰瘍。

❧礦石名稱：滑石（Talc）

來源及形態：白色、淺紅、淺綠等色的矽酸鹽類塊狀滑石。

礦物質成分：矽、鎂、鐵、鈦、錳、鈣、鋁、銅。

藥理性能：甘、寒。清熱、滲濕。

中醫應用：暑熱煩渴、小便不利、水瀉、淋病、水腫、皮膚潰爛。

❧礦石名稱：陽起石（Tremolite）

來源及形態：具玻璃光澤，呈綠色或灰色的矽酸鹽類礦物透閃石，多呈長柱狀或針狀透明或不透明的晶體。

礦物質成分：主要成份為二氧化矽、氧化鎂、氧化鈣和氧化亞鐵。

藥理性能：鹹、溫。祛寒散結、溫補命門。

中醫應用：下焦虛寒、腰膝冷痹、男子陽痿、女子宮冷、崩漏。

❧礦石名稱：鵝管石（櫟珊瑚）（Linnaeus; Galaxea Fascicularis）

來源及形態：枇杷珊瑚科動物叢生盔形珊瑚所分泌的石灰質骨骼，呈稍彎曲的鵝翎管形。

礦物質成分：主要為硫酸鈣，其次含有矽、鎂、鐵、鋅、銅、鈦、鋁、鎳、錳。

藥理性能：甘、鹹、溫。補肺、定喘、壯陽、通乳。

中醫應用：肺結核、咳嗽氣喘、陽痿、腰膝無力、乳汁不通。

❦ 礦石名稱：白堊（Chalk）

　來源及形態：灰色具稜角不規則塊狀，含碳酸鈣的矽藻土。

　礦物質成分：主要為碳酸鈣，尚含有鋁、鐵、矽、鎂、鈦、
　　　　　　　　鋅、鉛、銅、鉬、鎢。

　藥理性能：甘、平。溫中、澀腸、止血、斂瘡。

　中醫應用：瀉痢、吐血、惡瘡。

❦ 礦石名稱：綠礬（Melanterite）

　來源及形態：為含水硫酸鹽水綠礬的礦石或化學合成品，綠色
　　　　　　　　半透明或透明粒狀。

　礦物質成分：含水硫酸鐵。

　藥理性能：酸、澀、涼。殺蟲、化痰、止血、補血、解毒斂
　　　　　　　瘡。

　中醫應用：疳積久痢、便血、血虛、疥癬、口瘡、風眼。

❦ 礦石名稱：礜石（Arsenopyrite）

　來源及形態：含砷之硫化物的礦石，錫白褐黃具黑色條痕，具
　　　　　　　　有金屬光澤，有毒性。

　礦物質成分：為含砷和鐵之硫化物，並略含少量鈷、銻、銅。

　藥理性能：辛、大熱。消冷積、蝕惡肉、殺蟲。

　中醫應用：痼冷腹痛、痔瘻息肉、瘡癬。用量極少，多入丸
　　　　　　　散。

❧ **礦石名稱**：綠青（Malachite）

　　來源及形態：綠色多稜角、不規則塊狀的硫化銅礦物孔雀石。

　　礦物質成分：硫化銅爲主，次含鈣、鐵、鎂、鋁、砷、磷、
　　　　　　　　　　鈦、錳、鋅、鉛。

　　藥理性能：酸、寒。鎮驚、吐風痰。

　　中醫應用：急驚昏迷、風痰壅閉。

❧ **礦石名稱**：綠鹽（Cupric Chloride）

　　來源及形態：爲人工製品，將銅絲浸泡於醋酸和食鹽水中製成
　　　　　　　　　　綠色顆粒。

　　礦物質成分：主含氯化鋁，次含鋅、鎳、釩、錳、鈦、錫、
　　　　　　　　　　鐵。

　　藥理性能：鹹、平。退翳、清熱。

　　中醫應用：眼目生翳，多淚。適宜外用。

❧ **礦石名稱**：鉛粉（Lead Carbonate）

　　來源及形態：以人工方法將鉛置於盛稀醋酸的磁鍋上，先製成
　　　　　　　　　　醋酸鉛，再加入無水碳酸，而形成白色粉末的鹼
　　　　　　　　　　式碳酸鉛。

　　礦物質成分：主含鹼式碳酸鉛及微量的鋁、鈣、鎂、鈉、鐵、
　　　　　　　　　　銅、矽。

　　藥理性能：甘、辛、寒。消積、解毒、生肌。

　　中醫應用：疳積、潰瘍、疥癬、癰疽、燙傷。

🐛**礦石名稱：白礬（Alumen）**

　　來源及形態：具玻璃樣光澤，無色、透明，由明礬石經加工提
　　　　　　　　　　煉而成的結晶。

　　礦物質成分：主含硫酸鋁鉀，次含鈉、鈣、鐵、鎂、矽、銅。

　　藥理性能：酸、寒。消痰、燥濕、止血、解毒。

　　中醫應用：肝炎、黃疸、瀉痢、子宮脫垂、白帶。

🐛**礦石名稱：白石脂（Kaolinite）**

　　來源及形態：為白色帶有黃、紅色彩斑的矽酸鹽類的高嶺土
　　　　　　　　　　石。

　　礦物質成分：矽酸鹽、鋁、鉀、硫、鈣、鐵、錳、鈉、鎂、
　　　　　　　　　　鈦。

　　藥理性能：甘、酸、平。澀腸、止血。

　　中醫應用：久瀉久痢、崩漏、下帶、遺精。

🐛**礦石名稱：朴硝（Grauberis Salecake Sesemin）**

　　來源及形態：為無色透明長條狀或顆粒狀結晶，為礦物芒硝經
　　　　　　　　　　加工而得的結晶體。

　　礦物質成分：硫酸鈉、鈣、鋁、鎂、鐵、矽、銅。

　　藥理性能：鹹、寒。瀉熱、潤燥、軟堅。

　　中醫應用：實熱積滯、腹脹便秘、目赤腫痛、喉痺。

❦ **礦石名稱：滑石（Clay Mineral）**

　　來源及形態：單斜晶系，爲白雲母的風化黏土，常呈鱗片狀或
　　　　　　　　　薄片狀，常具油質光澤。

　　礦物質成分：矽、鋁、鉀、鈉、鈣、鎂、鋅、鐵、銅、釩、
　　　　　　　　　鈦、鉛。

　　藥理性能：甘、寒。清熱、滲濕、消暑。

　　中醫應用：暑熱煩渴、小便不利、黃疸、水腫、皮膚濕疹。

❦ **礦石名稱：琥珀（煤珀）（Amber）**

　　來源及形態：爲古代松科植物樹脂埋藏地下經久凝結而成的碳
　　　　　　　　　氫化合物。呈黃色至棕黃色或黑色，半透明的不
　　　　　　　　　規則塊狀。燒熱時會散發松香氣，並常有昆蟲遺
　　　　　　　　　體嵌入其中。

　　礦物質成分：主含樹脂、揮發油及琥珀松香酸等有機物。無機
　　　　　　　　　成分則有鈣、鎂、鋁、鐵、銅、錫、鎳。

　　藥理性能：甘、平。鎮驚安神、散瘀止血、利水通淋。

　　中醫應用：驚風癲癇、驚悸失眠、血淋血尿、小便不通、婦女
　　　　　　　　　經閉。

❦ **礦石名稱：銀朱（Vermilion）**

　　來源及形態：水銀和硫黃爲原料，以昇華法製成的紅色粉末。

　　礦物質成分：主含硫化汞，次含銅、鎳、鐵、鈣、鋁、矽。

　　藥理性能：辛、溫。攻毒、燥濕、劫痰。

　　中醫應用：疥癬惡瘡、痧氣腹痛。

❤ 礦石名稱：秋石（Sodium Chloride）

　　來源及形態：將食鹽加熱熔化後製成的小碗形晶體，白色帶有
　　　　　　　　閃爍亮星。

　　礦物質成分：氯、鈉、鎂、矽、鐵、鋁、鉀。

　　藥理性能：鹹、寒。滋陰降火。

　　中醫應用：咽喉腫痛、噎食反胃、遺精白濁、婦女赤白帶下。

❤ 礦石名稱：蛇含石（Pyrite Nodule）

　　來源及形態：爲表面呈黃褐或黃紅色的軸晶黃鐵礦。

　　礦物質成分：鐵、硫、鈣、鋁、鎂、錳、鎳、釩、錫。

　　藥理性能：甘、寒。安神鎭驚、止血定痛。

　　中醫應用：心悸驚癇、血痢、胃痛、骨節酸痛。

❤ 礦石名稱：鐘乳石（Stalactite）

　　來源及形態：爲方解石類中的一種乳狀集合體，多爲碳酸鹽類
　　　　　　　　鐘乳石礦石，常分佈於石灰岩溶洞穴中。

　　礦物質成分：主含碳酸鈣，次含鎂、鈉、鉀、磷。

　　藥理性能：甘、溫。溫肺氣、壯元陽、下乳汁。

　　中醫應用：虛癆寒喘、咳嗽、腰腳冷痹、陽痿、乳汁不下。

❦ 礦石名稱：光明鹽（Sodium Chloride Lake Salt）

　來源及形態：為湖鹽的結晶體，呈方形或長方形。

　礦物質成分：氯、鈉、鎂、鈣、鉀、鋁、鈦、錳、硼、鎢、
　　　　　　　矽、鍺、鋰、銅、鎳、硫。

　藥理性能：鹹、平。祛風、明目。

　中醫應用：食積、脹痛、目赤腫痛、迎風流淚。

❦ 礦石名稱：密陀僧（Litharge）

　來源及形態：為加工製成的氧化鉛。原始方法是以鐵棒在高溫
　　　　　　　熔鉛中旋轉，使熔鉛附著在鐵棒上，取出浸入冷
　　　　　　　水中，熔鉛冷卻而成氧化鉛。

　礦物質成分：鉛、鐵、鈉、鉀、鈣、鎂、鋁、硼、錫、銅、
　　　　　　　錳。

　藥理性能：鹹、辛、平。消腫殺蟲、收斂防腐、墜痰鎮驚。

　中醫應用：跌打損傷、驚癇、久痢、潰瘍、濕疹、痔瘡。

❦ 礦石名稱：朱砂（Cinnabar）

　來源及形態：為鮮紅色的小形顆粒的天然辰砂礦石。將辰砂礦
　　　　　　　打碎後篩選出紅色朱砂。

　礦物質成分：主含硫化汞，次含鋅、鎂、鈣、砷、錳、鐵、
　　　　　　　鋁、矽。

　藥理性能：甘、涼。定神、定驚、明目、解毒。

　中醫應用：癲狂、驚悸、心煩、失眠、眩暈、瘡瘍。

❦ **礦石名稱：金箔（Gold）**

來源及形態：以人工方式將黃金砸製成極薄的片狀。

礦物質成分：金。

藥理性能：辛、苦、平。鎮驚、安神、解毒。

中醫應用：驚癇、心悸。

❦ **礦石名稱：無名異（Pyrolusite）**

來源及形態：為灰黑色具半金屬光澤的氧化物類的軟錳礦石。

礦物質成分：主含二氧化錳，次含鐵、鈷、鎳。

藥理性能：甘、平。祛瘀止痛、消腫生肌。

中醫應用：跌打損傷、金瘡潰腫。

❦ **礦石名稱：膽礬（Cupric Sulfate）**

來源及形態：銅與硫酸液加熱後乾燥，再以蒸餾水溶和過濾及蒸餾後所析釋出的半透明藍色結晶。

礦物質成分：主含硫酸銅，次含鈉、鈣、鎂、鐵、鎳、鋅、矽。

藥理性能：酸、寒。催吐、祛風、解毒。

中醫應用：口瘡、風痰、喉痺、牙疳、腫毒。

❧ **礦石名稱**：錫（Cassiterite; Tin）

   來源及形態：來自於氧化物礦物錫石。可直接以錫石藥用或從
   　　　　　　　人工煉製出銀白色有金屬光澤的錫。

   礦物質成分：錫。

   藥理性能：甘、寒。有毒、解砒毒。

   中醫應用：惡毒疔瘡、砒霜中毒。

❧ **礦石名稱**：方解石（Calcite）

   來源及形態：為碳酸鹽類方解石之礦石。大都無色或乳白色或
   　　　　　　　間雜色，具玻璃樣光澤的三方晶系礦石。

   礦物質成分：碳酸鈣。

   藥理性能：苦、辛、寒。清熱、散結、通血脈。

   中醫應用：胸中留熱結氣、黃疸。

❧ **礦石名稱**：白硇砂（Ammochloride）

   來源及形態：為白色或淡灰色半透明的鹵化類礦物石囪砂的晶
   　　　　　　　體。

   礦物質成分：主含氯化銨，次含鈉、鉀、矽。

   藥理性能：鹹、苦、辛、溫。有毒、消積軟堅、破積散結。

   中醫應用：噎膈反胃、痰飲、喉痹、經閉、瘜肉、疣贅、疔
   　　　　　　瘡、惡瘡。

❦ **礦石名稱**：白降丹（Mercurous Chloride）

　　來源及形態：以昇華法製成的白色針狀結晶。主要將雄黃、水
　　　　　　　　　銀、食鹽、皂礬等共同研勻，加熱後冷卻而成。

　　礦物質成分：主含氯化汞，次含微量鈉、鈣、鎂、銅、鐵、
　　　　　　　　　鋁。

　　藥理性能：去腐、解毒、生肌。

　　中醫應用：惡瘡、疔毒。僅適外用。

❦ **礦石名稱**：金礞石（Mica-Schist）

　　來源及形態：爲片狀的雲母片的碎粒或石塊，呈黃褐、紅褐、
　　　　　　　　　灰黃、灰白等色。

　　礦物質成分：鉀、鎂、鋁、矽。

　　藥理性能：鹹、平。墜痰、消食、下氣、平肝。

　　中醫應用：驚癇、咳嗽喘急，痰涎上壅。

❦ **礦石名稱**：青礞石（Chloride Schist）

　　來源及形態：爲青灰或綠灰色單斜晶系的變質岩綠泥石片岩。

　　礦物質成分：矽、鋁、鐵、鎂、鈣、鈦、鈉、錳。

　　藥理性能：鹹、平。墜痰消食、降氣平肝。

　　中醫應用：頑痰、癲狂、咳嗽、急喘。

☙ 礦石名稱：陰起石（Talcschist）

> **來源及形態**：爲灰白色有滑膩感的矽酸鹽礦石。
>
> **礦物質成分**：鋁、鎂、鈣、鐵、矽、鈦、錳、鋅、銅釩、鎢。
>
> **藥理性能**：甘、平。起陰助陽，溫暖子宮。
>
> **中醫應用**：子宮寒冷、久不受孕、白帶淋漓。

☙ 礦石名稱：紫石英（Fluorite; Amethyst）

> **來源及形態**：爲八面體或菱形十二面體的鹵化物類礦物螢石。
>
> 　　　　　　　具有無色、紫、綠、紅、黑、藍、黃綠等色，採
>
> 　　　　　　　得後取選紫色螢石。
>
> **礦物質成分**：主含氟化鈣，次含氧化鐵、矽、鎂、鈦、錳。
>
> **藥理性能**：甘、溫。鎮心安神、降逆氣、暖子宮。
>
> **中醫應用**：虛癆驚悸、咳逆上氣、婦女血海虛寒不孕。

☙ 礦石名稱：薑石（Loess Concretion）

> **來源及形態**：灰黃色狀似生薑的黃土塊狀結核體。
>
> **礦物質成分**：氟、碘、矽、鐵、鋅、銅、錳、鈷、釩、鉻、
>
> 　　　　　　　錫、鎢、硒、鉬。
>
> **藥理性能**：鹹、寒。降氣、解毒。
>
> **中醫應用**：產後氣衝、氣噎、疔瘡、腫毒。

❦ **礦石名稱：銅綠（Copper Carbonate Lump）**

　　來源及形態：為人工製成經由黃銅表面經二氧化碳或醋酸作用
　　　　　　　　　而生成的綠色鏽衣。

　　礦物質成分：主含碳酸銅，次含微量的鈉、鈣、鈦、鎳、銀、
　　　　　　　　　鐵、鋁、矽。

　　藥理性能：酸、澀、平。有毒。退翳、斂瘡。

　　中醫應用：目翳、喉痹、頑癬、惡瘡。

❦ **礦石名稱：玉（Nephrite）**

　　來源及形態：淺綠或乳白色透閃石質、具蠟樣光澤的軟玉。

　　礦物質成分：鎂、鐵、鋁、鈣、錫、錳、鈦、鋅。

　　藥理性能：甘、平。潤心肺、清胃熱。

　　中醫應用：喘氣煩燥、消渴、目翳。

❦ **礦石名稱：水銀（Mercury）**

　　來源及形態：主要取自於辰砂礦提煉而出的液態銀灰色金屬，
　　　　　　　　　在常溫下為小珠體。

　　礦物質成分：汞。

　　藥理性能：辛、寒。有毒。殺蟲、攻毒。

　　中醫應用：疥癬、梅毒、惡瘡、痔瘡。

🐾 **礦石名稱**：消石（Niter）

　　來源及形態：爲礦物硝石經加工煉製的白色或灰色針狀集合
　　　　　　　　　體。

　　礦物質成分：主要爲硝酸鉀。

　　藥理性能：苦、鹹、溫。有毒。破堅散積、利尿、解毒消腫。

　　中醫應用：腹痛、吐瀉、黃疸、淋病、便秘。

🐾 **礦石名稱**：長石（Anhydrite Granular）

　　來源及形態：爲白、灰、粉色、半透明的硫酸鹽類礦物硬石
　　　　　　　　　膏。

　　礦物質成分：鈣、硫、鎂、鋁、鐵、矽、鈦、錳、硼、銅、
　　　　　　　　　鎢。

　　藥理性能：辛、寒。除煩、清熱、止渴。

　　中醫應用：熱病壯熱、口渴、小便不利、目赤腫痛。

🐾 **礦石名稱**：紫硇砂（Purple Salt）

　　來源及形態：爲以食鹽加工的紫色結晶。

　　礦物質成分：氯、鈉、鉀、鐵、磷、鈦、錳、鈣、鋁、矽、
　　　　　　　　　鎳、鋰。

　　藥理性能：鹹、苦、溫。消積軟堅、破瘀。

　　中醫應用：噎膈反胃、痰飲、經閉、疣贅、疔瘡、目翳。

CHAPTER 14
元素週期表

　　研究礦物質或微量元素的特性，除研究其在生化方面的價值外，也必須瞭解它們在一般化學和物理方面的特質。而要瞭解其最基本的特性，就須從最基礎的週期表研習起，因為從週期表中可以推測出一般元素的性質，且便於理解和記憶。歷代化學家幾經努力，終於尋找出各元素之間的週期性關係，完成現今廣為引用的週期表。

　　在週期表中共有七個週期，在表中左邊為金屬元素，右邊為非金屬元素。各元素按原子序由小到大的順序排列，當遇到各元素中的性質相似重現時，即為另一個週期的開始，因此將性質相似的元素排在同一直行中稱之為屬（family），每一屬又分為 A、B 兩族（group）。每一橫列稱為週期（period），第一週期以後的每週的週期都是從 A 族的鹼性金屬開始，以後金屬性質則逐漸遞減，而非金屬性質則逐漸遞增，至 VII A 族的鹵素時，非金屬性質最為強烈，最後至 VIII A 族則為鈍氣元素。

　　在第一週期中，僅含氫、氦二種元素，是為最短週期；第二和第三週期各含有 8 種元素，是為短週期；第四和第五週期各含 18

種元素，稱之為長週期；第六週期共含32種元素，稱之為最長週期；第七週期尚有未發現的元素故稱之為不完全週期。而所謂的B族元素，其性質並未完全依其原子序的遞增，而做規律性的遞變，因此被稱之為「過渡元素」（transition element）。

在週期表中的ⅢB屬族中，還包括原子序從57到71的鑭系元素，和原子序從89到103的錒系元素，此兩系元素性質頗為相似，但其各種元素的性質，尚有待更進一步的研究。

依照英國物理學家莫斯萊（Mosely）以元素的性質，為其原子序的週期函數而形成週期律。前述按週期表中每一直行為屬的元素，性質相似，而每一屬中所每的A族或B族間，性質更為接近。茲將各族元素簡述於後，以便更容易瞭解其主要特性。

1.鹼族元素

週期表中ⅠA屬族元素，亦即週期表中第一直行元素，係以鋰開始，亦稱為鋰族元素，或鹼族元素。其中包括有鋰、鈉、鉀、銣、銫、鍅六種元素。此族元素皆為銀白色之金屬，常溫下均呈固體，金屬的硬度，隨原子序的增加而轉軟；鋰較堅硬而鈉、鉀則很容易用刀切開。此族元素化學性質極為活潑，放置在空氣中則立刻與氧化合而成為氧化物。

2.銅族元素

週期表中ⅠB屬族元素，包括有銅、銀、金，又因此三種金屬元素為鑄造錢幣的材料，故又稱為錢幣金屬。其化學性質頗為安定。

3.鹼土族元素

週期表中 II A 屬族元素，包括有鈹、鎂、鈣、鍶、鋇及鐳等六種元素。因其化學性質與鹼族元素及土族元素均有相似之處，故稱為鹼土金屬或鹼土族元素。其熔點、沸點和硬度均隨原子序的增加而遞減。

4.鋅族元素

週期表中第 II B 屬族元素，包括有鋅、鎘、汞三元素。其中鋅與鎘的性質相似，汞的特性則有歧異之處，鋅族元素與氧的化合力，隨其原子序的增加而遞減，所以氧化汞受熱即起分解，而氧化鋅及氧化鎘則否。

5.鋁族元素

週期表中第 III A 屬族元素，包括有硼、鋁、鎵、銦、鉈等五種元素，又可稱之為土族元素或硼－鋁族元素。其中硼的性質與同族鋁並不相似，反而與 IV A 族的矽相近。

6.錫族元素

週期表中第 IV A 屬族元素，包括有碳、矽、鍺、錫、鉛等五種元素，又可稱為碳族元素。其中碳和矽是非金屬；而鍺、錫、鉛三元素的原子愈大，其金屬性愈強；鍺則介乎金屬與非金屬之間，為「兩性元素」；錫與鉛的金屬性雖較強，但尚能形成錫酸鹽和鉛酸鹽，因此在週期表內被列為「非金屬」。

7.鈦族元素

週期表中第 IV B 屬族元素，包括有鈦、鋯、鉿、鈤四元素。此外釷元素雖屬鋼系元素，但是其性質與鈦族元素頗為相同，所以通常將釷當作鈦族的一個元素來研究。鈦族元素在低溫下無反應，但

在高溫時則立即與一般非金屬化合，其熔點高，抗腐蝕力強。

8.氮族元素

週期表中第ⅤA屬族元素，包括有氮、磷、砷、銻、鉍五種非金屬，其中氮和磷大量存在於土壤中，是動、植物最重要的養份結構元素。

9.釩族元素

週期表中第ⅤB屬族元素，包括有釩、鈮、鉭、鈺等元素，且均為高熔點金屬，其中釩約佔地殼的0.017％，多以釩鉛礦或硫釩礦形式存在；而鈮和鉭的性質相近，多年來人們均以為是同一元素。

10.鉻族元素

週期表中第ⅥB屬族元素，包括有鉻、鉬、鎢三種元素。此族元素的熔點很高，且韌性頗強。鉻常以二、三、六價而成化合物；鉬、鎢則以二、三、四、五、六價而成化合物。

11.氧族元素

週期表中第ⅥA屬族元素，包括有氧、硫、硒、碲、釙五種元素，均為非金屬且性質活潑，常與金屬或其他物質形成氧化物。

12.錳族元素

週期表中第ⅦB屬族元素，包括有錳、鎝、錸三種元素，性質相似，唯錸為放射性元素以微量存在於鉭、錳、鉬等礦石中，此三種元素均屬過渡元素。

13.鹵族元素

週期表中第Ⅶ A 屬族元素，包括有氟、氯、溴、碘、石厄五種元素，其化學性質相似，又統稱爲「鹵素」（halogen）。鹵素的西文名稱是從希臘字演變而來，其意義爲「造鹽者」。石厄爲放射性元素，是天然放射性元素鈾蛻變系列的中間產物，極爲罕見且不安定，其他鹵素藏量都很豐富。鹵族元素的電負度都很高，性質活潑，與其他元素化合能力很強，因此沒有游離狀態存在，而多以化合物狀態廣佈於地殼及地表水中。鹵素的化合物多易溶於水，因此在陸地上的鹵化合物，經常溶於水後匯集到海洋或內陸鹽湖中。鹵素的物理性質，隨著原子序的增加，做規則性的變化，例如其顏色依次加深，熔點和沸點也依次遞升，而電負度則依次遞減。

14.鐵族元素

週期表中第Ⅶ B 屬族元素中的鐵、鈷、鎳被列爲同一組元素，因爲它們不但熔點、沸點極爲相近，同時其化學性質也頗爲類似，所以視爲同一組的鐵族元素。

15.鉑族元素

週期表中第Ⅶ B 屬族元素，包括有釕、銠、鈀、鋨、銥、鉑等，總稱爲鉑族元素，因爲它們的化學性質和物理性質都很相近，因此被分在同一組。

16.惰性氣體

週期表中第 A 屬族元素，包括有氦、氖、氬、氪、氙、氡六種元素，均爲氣體形式，且爲不易燃的「惰性氣體」。

當生化學家、營養學者以及醫學界正逐漸重視礦物質、微量元素與人體健康、預防疾病的關聯，當以週期表中各元素間的關係和

變化，來預測尚未被充分瞭解的微量元素對生物的影響以及各元素之間相互抗拮的關聯性等，相信在二十一世紀科技發展迅速的環境下，微量元素的保健功能必能展開新的紀元，表（十七）。

表（十七）元素週期表

固態	液態					元素週期表										氣態	人造元素
1 H 氫																	2 He 氦
3 Li 鋰	4 Be 鈹											5 B 硼	6 C 碳	7 N 氮	8 O 氧	9 F 氟	10 Ne 氖
11 Na 鈉	12 Mg 鎂											13 Al 鋁	14 Si 矽	15 P 磷	16 S 硫	17 Cl 氯	18 Ar 氬
19 K 鉀	20 Ca 鈣	21 Sc 鈧	22 Ti 鈦	23 V 釩	24 Cr 鉻	25 Mn 錳	26 Fe 鐵	27 Co 鈷	28 Ni 鎳	29 Cu 銅	30 Zn 鋅	31 Ga 鎵	32 Ge 鍺	33 As 砷	34 Se 硒	35 Br 溴	36 Kr 氪
37 Rb 銣	38 Sr 鍶	39 Y 釔	40 Zr 鋯	41 Nb 鈮	42 Mo 鉬	43 Tc 鎝	44 Ru 釕	45 Rh 銠	46 Pd 鈀	47 Ag 銀	48 Cd 鎘	49 In 銦	50 Sn 錫	51 Sb 銻	52 Te 碲	53 I 碘	54 Xe 氙
55 Cs 銫	56 Ba 鋇	57 La 鑭	72 Hf 鉿	73 Ta 鉭	74 W 鎢	75 Re 錸	76 Os 鋨	77 Ir 銥	78 Pt 鉑	79 Au 金	80 Hg 汞	81 Tl 鉈	82 Pb 鉛	83 Bi 鉍	84 Po 釙	85 At 砈	86 Rn 氡
87 Fr 鈁	88 Ra 鐳	89 Ac 錒	104 Rh	105 Db	106 Sg	107 Bh	108 Hs	109 Mt	110 Uun	111 Uuu	112 Uub	113 Uut	114 Uuq				

鑭系元素 Lanthannide series

58	59	60	61	62	63	64	65	66	67	68	69	70	71
鈰	鐠	釹		釤	銪	釓	鋱	鏑	鈥	鉺	銩	鐿	鎦

錒系元素 Actinide series

90	91	92	93	94	95	96	97	98	99	100	101	102	103
釷	鏷	鈾	錼	鈽	鎇	鋦		鉲	鎄	鐨	鍆	鍩	鐒

CHAPTER *15*
礦物質證言集錄

礦物質的分享

　　海水經過除去氯化鈉後濃縮50倍而成的鹽滷，含有七十餘種離子化礦物質，能立即被身體吸收，是最天然均衡的礦物質補充劑。使用者獲益良多，特節錄其在中國大陸、美國、日本以及台灣等地服用者食後的好轉實例及證言，與讀者分享。為保障個人隱私，經見證者同意不完全公布姓名。

在中國大陸各醫院的臨床報告

❦ 上呼吸道感染及厭食症

　　由海鹽萃取出來的各種礦物元素含量的比例與正常人體結構成份相近，可以幫助患者建立體內礦物元素的正常平衡，吸收缺乏的礦物質，排出過量的礦物質，所以對於免疫功能低下所導致的「上呼吸道重複感染」有良好的治療效果，並能促進患者新陳代謝恢復正常，身體康復，食慾增加，身高體重增加，且血液中鈣、鋅含量都明顯增加。「鋅」是人體中與生長發育相關的主要微量元素，缺乏鋅會使羥基的活性降低，影響味蕾細胞的活性，導致消化功能的減低，也是「厭食」的重要原因之一，因此服用由海水中提取的礦物質，可以改善厭食症。

天津　塘沽醫院　兒科

❦ 風濕性關節炎、痛風症狀獲改善

　　蒙古自治區在中國西北方，高原風景秀麗獨特，唯距大海約數千公里遠，所食之鹽多為岩鹽，對海水中豐富多樣的微量礦物質元素無法獲得補充；蒙古地區秋冬季酷寒，每年約有五個多月氣溫在零度以下，區內住民多喜肉食及飲酒，故罹患風濕性關節炎和痛風症的人數逐年增加，此類病症難以根治，服藥後短期症狀雖獲改善，但病症很快復發，究其原因主要是為身體組織新陳代謝之酵素不足，與飲食之「鹽源」有關，因「海鹽」含豐富之微量礦物元素，是調節新陳代謝所需要的營養酵素生成的主要成份，也是身體骨骼韌帶組織生成之重要元素，蒙古住民，多以「岩鹽」佐餐，缺

乏天然「海鹽」，可能為罹患風濕性關節炎或痛風症發病原因之一。

歷經三年多臨床診治，讓350位罹患風濕性關節炎及288位痛風症的病人，服用由海水提取的濃縮礦物質（成份約為海水去鈉後再濃縮成50倍），每天早、午、晚各滴12～15滴在350c.c.飲水中服用，每半個月（15天）為一個療程，經統計分析如下表。

療程病況	15天		30天		45天		60天		75天		90天	
病源數	良	普通	良	普通	良	普通	良	普通	良	普通	良	普通
風濕性關節炎350人	69	281	196	154	247	103	298	52	313	37	332	18
痛風症288人	59	229	137	151	201	87	233	55	267	21	274	14
小計	128	510	333	305	448	190	531	107	580	58	606	32

服用滿三個月後，罹患風濕性關節炎或痛風症的638位病患中，有高達95％，即606人的症狀獲致良好治療，約5％的患者症狀未獲改善。

蒙古　自治區醫院

♥ 精神異常疾病（過動兒）得以改善

中國大陸進入WTO世界貿易組織後，資訊藉網際網路與世界接軌，醫療技術、臨床報告因而資訊大開，「現代文明病」之一的精神異常和過動兒也開始成為中國政府頭疼的社會病源。廣東開埠通商早，都市現代化程度高，人民罹患精神異常者更加增多，經由海水提取出的濃縮礦物液約含72種微量礦物質元素，其中鐵、鉀、鈣、鋅、鎂、銅、硒、鈉等，對舒緩神經，增強人體抗壓力、防止老人痴呆症等有顯著功效，經院方同意，特用以精神異常、過

動兒的臨床診治。

院方原78位住院精神異常病患及37位住院診治的過動兒，每天午、晚餐時，各滴15～20滴50倍濃度的去鹽海水礦物質，滴入湯汁中讓病患服用，經三個月的療程，約58.7％的病患精神穩定狀態明顯改善，過動兒情緒控制良好，持續使用半年後，約71.8％的病患獲得更進一步的精神穩定，足以證明由海水提取的活性礦物質勢將成為精神異常病患及過動兒的最佳日常飲劑。

廣東　番禺中山紀念醫院

🍎 改善了骨質疏鬆症和老年痴呆症的症狀

醫藥的進步再加上養生有道，中國高齡人口在逐年增加中，老年疾病日益受到重視，在老人疾病中最常見的是關節炎、骨質疏鬆症及痴呆等。骨質流失所引起的疾病，經常會造成骨折，而60歲以上女性，每四人中會有一人罹患此症（佔25％），而且每增加5歲發生率增加一倍，男性的發生率則較少。

「老人痴呆症」又稱失智症或阿滋海默氏症，是一種中樞神經系統退化的疾病。2001年中國大陸年齡在65歲的老年人口中，約6～10％受此症影響，健忘是最早期的癥候，若症狀持續發展時，語言、知覺及複雜運動的障礙會陸續出現。

針對這兩項老年人常有的疾病臨床治療研究得知，由於礦物元素中鋅、鋁、硒在人體腦細胞、腦脊髓液中及腦部灰皮質中含量的高低，往往是該症發病主因之一。

經由海水濃縮50倍並除去氯化鈉的礦物液，無菌且具離子態的多種微量礦物元素，是最接近人體羊水、淋巴液、血液的營養素；在2001年的2,883件骨質疏鬆症病例及1,741件老人痴呆症病

例中，共各抽樣20％，計950件病例，各給予三個月療程，每天午、晚分二次，每次以15～20滴海水濃縮礦物質，滴入飲水中食用；一個月後，填寫「症狀療效調查表」時，其中35.8％的「骨質疏鬆症」病人在經X光片檢查骨質孔隙大小，顯示症狀獲良好調控，病患疼痛減輕，167位（約48％）「老人痴呆症」患者精神易集中（係指看電視時），失憶情況減輕，對周遭所發生的事會有反應，三個月後的調查表則顯示，該兩項老年人病症，約近63％的病人有明顯改善。

北京　崇慈醫院

在美國的使用心得

❦ 挽救家庭和事業

　　我從事電腦業，工作壓力很大，長期下來，經常感到腰酸背痛，除精神緊張外，還不幸罹患陽痿早洩，我對妻子感到歉疚。雖然早就知道海鹽中的礦物質對我很有幫助，但是因為我的血壓偏高，儘管還不需要用藥物控制，只需要注意飲食就可以了，所以鮮少吃鹹的東西，因此也不敢多用海鹽，直到經由朋友介紹服用內陸海水濃縮並且除去鹽的礦物液，才能安心的服用。一星期後，就感覺到精力充沛，性功能也恢復正常，心情也感到舒泰安定。海水濃縮礦物質挽救了我的家庭和事業。

愛德華・羅丹（EDWARD NORDAN）

美國・維琴尼亞州（VIRGINIA）

❦ 醜小鴨變成天鵝

　　我是一個大學生，五官稱得上「漂亮」，這本應該是我人生最快樂豐富的階段，但是不幸地我的臉上開始長滿了青春痘，不但紅腫，還經常流濃破皮，眼看其他女同學的臉都是白嫩平滑，擦上化妝品更是亮麗，而我卻什麼都不敢擦，只能擦些醫生開的藥膏，嚴重時又得服用抗生素或消炎片，可是效果都不理想。自從接觸到由海水提取的多種離子化礦物質後，大約每天服用30滴左右，才短短的20天，居然奇蹟似的挽回了我的面子。如今我臉上的痘痘已經不見了，而且也沒有再長出新的痘痘，更令人興奮的是我臉上的雀斑居然變淺變淡了。現在的我，有如醜小鴨變成天鵝般的快樂，

感謝海水礦物質的美麗奇蹟。

愛娃・羅勃斯（EVA ROBERTS）

美國・紐約州（NEW YORK）

❦ 精力充沛的心臟病患

使用海水礦物質已經十五個月了，每天飲用 1/4 茶匙。我現年74 歲，並且曾經於 1982 年底動過心臟手術，手術後我一直感覺很虛弱，直到我開始服用海水礦物質後，體力增加不少，也不再感到疲倦沒精神。我太太現年 69 歲，看見我身體逐漸改善後也開始每天飲用，她的風濕性關節炎和糖尿病也大有改進。

肯迺斯・考夫曼（KENNETH COFFMAN）

美國・佛羅里達州（FLORIDA）

❦ 駕駛先生的職業病消失了

我是一個卡車司機，經常開著大貨車橫貫美國東西部，通常一上路，就得離家一兩星期之久，吃、喝、拉、撒、睡全在路上，成了標準的「遊民」。由於生活不正常，又經常開通宵，必須依靠咖啡提神，每天 4 至 6 杯咖啡是常有的事，咖啡和可樂幾乎是我每天的必須飲料。長久下來，我得了痔瘡和胃潰瘍，同時肩頸也經常感覺僵硬，還有輕微的血壓高，醫生告訴我這是因為工作勞累，作息不正常的緣故，可算是我們這一行的「職業病」，如果生活作息不改變，我的病不但不會好，還有逐漸惡化的可能。因此，我開始減少開夜車的時間，並且常到加油站休息處活動筋骨，我並且聽從醫師的建議，多吃生菜沙拉，還買了一瓶健康食品店推薦的海水濃縮多種礦物質液劑，每次喝咖啡或可樂時，就加數滴。說來奇怪，喝

了之後，我的精神立刻感覺特別好，沿路開車都不會疲倦，一星期後，我發覺我不需要喝咖啡來提神了，我的咖啡量減到每天兩杯，我開始喝礦泉水，並且每次必定加入數滴海洋礦物質。三個月後，醫生告訴我，血壓恢復正常了，而且胃潰瘍和痔瘡也跟我說拜拜了。

克利斯多夫‧韓德爾（CHRISTOPHER MANDEL）

美國‧紐約州（NEW YORK）

❦ 我不用靠手杖走路了

我長期患有關節炎，尤其是在膝蓋關節部位，而且情況一天比一天壞，幾乎無法從坐椅中站起來，必須有人幫忙扶著才能起身，平時我得依靠四角手杖才能慢慢行走。經過朋友介紹我服用了由內陸海水製成的礦物液後，才幾天就感覺到我膝蓋可以使出力量了，同時站立時也能平衡了。再經過連續服用數月後，我已經可以不靠別人幫忙就可以自己站起來了，而手杖已經收到衣櫃裏，好久都不用了。

天然海水礦物質除去了我的痛苦。

人類無法再改進上帝所創造的──海水。

(MAN CAN NOT IMPROVE ON WHAT GOD HAS CREATED-SEA WATER)

約翰‧韓費爾（JOHN HEMPHILL）

美國‧密蘇里州（MISSOURI）

❦ 有如重生一般

常抱怨上帝對我不公平，因為我是一個經常出入醫院的好病人，我說我「好」是因為醫生都喜歡我，我替他們賺了不少錢。我

患有血壓高，血壓經常在190/100MMHG，並且中風過多次，我經常頭暈，手發麻，心跳有時快到120，有時又低到只有50，經過心電圖診斷爲患有心律不整、心肌缺氧、心臟闊大等病症。同時還患有尿酸過高，痛風、風濕、腎機能降低、胃潰瘍、血脂肪和膽固醇過高，鼻子過敏經常打噴涕流鼻水，眼壓過高等。除了吃藥外，我簡直不知該吃什麼，直到我開始服用由內陸海水萃取的活性礦物質濃縮液一個月後，我的身體竟感到前所未有的輕鬆，我的血壓下降到130/80MMHG，心臟跳動平均在65～70之間，並且很少感到心悸，尿酸也降低了，鼻子過敏現象也減輕了，眼睛看書也比較不累，打噴涕時也不會尿失禁，精神也清爽不少，睡眠也得到改善，真的有如重生一般。現在，我不再抱怨上帝，因爲祂賜給我—「海水礦物質」。

克莉斯提娜‧芬塔（CHRISTINA FANTA）

美國‧伊利諾州（ILLINOIS）

🐾 最佳運動飲料

我是一個柔軟體操運動員，四年前，練習單槓時，不愼扭傷了腰椎，當場疼痛得不能起身，立刻被送進醫院急診，經過醫師手術治療，並進行長達一年的復健後，已經大部分恢復，但是還無法使用腰力，使我萬分苦惱，精神也變得急躁不安。家人替我買了各種健康食品，但大部分效果並不顯著，直到我服用海水濃縮的多種礦物質，只吃了一星期之後，我突然發現我的腰部和沒受傷時一樣有力，做高難度的動作也一往如常，沒有任何吃力感。從此，我就是海水礦物質的忠實信徒，直到現在，我每天都不會忘記服用，我的隊友們看到我奇蹟似的康復，同時精力比以往更好，也都紛紛加入

「礦物質」家族。我們將它加在水中做為運動飲料，不但經濟實惠而且能快速補充水份及恢復疲勞。海水礦物質真是上帝給予人類最好的禮物。

勞瑞・許耐德（LARRY SCHNEIDER）

美國・加州（CALIFORNIA）

☙ 過動兒變乖了

我的孩子是個過動兒，打從上幼稚園起，在學校經常因為打架，不聽老師的話，上課時走動、說話被迫送回家管教。心理醫生說這要等他長大一點時，可能情況會好轉，但這可是個遙遠的等待。我從一篇有關過動兒與礦物質的實驗報導上得知，約有半數的過動兒是因為體內礦物質不均衡所造成，因此，我開始給孩子服用由猶他州內陸海泉水提出的多種礦物質液，每日15滴，結果真的很神奇，開始服用的第一天，他的精神就已經比較集中了。如今我每天在他上學的水壺中加入礦物液，老師的抱怨也少了許多，還直誇他聰明。現在，我不再是個每天「提心吊膽」的媽媽了。

薇多莉亞・費格（VICTORIA FIEGER）

美國・德州（TEXAS）

☙ 健康的牛羊群

在我開設的牧場裏，我用內陸海水製成的礦物質摻在飼料中給我的牛、羊吃。非常高興，我的牛羊長得特別強壯，同時乳汁豐富，我用加水稀釋的礦物液噴灑在它們身上，動物們皮毛亮麗而且不會得皮膚病，擠乳後的乳頭也不易紅腫發炎。誰說海水礦物質只能給人類使用呢？

大衛‧雪利斯基（DAVID SHELYSKI）

美國‧加州（CALIFORNIA）

❦找回了「第二春」

我開始進入更年期，經常感到胸口鬱悶，煩躁不安，同時對任何事都提不起興趣，只覺得人生乏味，不如「走」了算了。對性生活更感厭倦，提不起精神。直到我先生買了一瓶由海水萃取的多種礦物質，服用後的第三天，就發現「潮紅」和出汗的情況減少許多，同時心情也豁然開朗，對丈夫的體貼也有所回報。

因為「礦物質」我找回了「第二春」。

馬格列特‧豪沃（MARGARET HOWARD）

美國‧紐澤西州（NEW JERSEY）

❦牙齒不再過敏了

在一次健康食品展中，我好奇的買了一瓶天然礦物質，經過服用後，不但體力增加了，而且血糖略高的情況也轉變為正常值。最令我驚奇的是，平時我的牙齒本來就非常敏感，尤其是在喝完幾瓶可樂或汽水之後，對冷熱更是異常敏感，服用礦物質後牙齒敏感現象明顯改變許多，我以為這只是巧合，因此故意喝許多瓶可樂而不喝礦物質，結果牙齒又開始敏感。 如果再開始服用礦物質，這種現象又減輕了，而且屢試不爽。再者，就是為了健康的因素，我每月都做三天的斷食療法，以往斷食後的恢復期，我常感疲倦且精神不能集中，但是自從我在斷食期間也同時服用礦物質後，體力和精力恢復得特別快。我是非常注意平日保健的人，由海水中提取出的

去鈉礦物質，因為它是多樣且均衡性的礦物質，實在是值得向親友們推薦的保健食品。

麥可・衛爾屈（MICHAEL WELCH）

美國・紐澤西州（NEW JERSEY）

在日本的使用心得

🐾 消除夜間頻尿的煩惱（一）

　　每個星期都有會有三、四次晚上尿床的情形，讓孩子的家人非常困擾，經朋友推薦，家人讓該男孩每天飲用五滴內陸濃縮海水（滴入湯內）。從飲用當晚開始，便不再尿床，迄今已逾三個多月，從未再尿床。

四歲　男性　東京

🐾 消除夜間頻尿的煩惱（二）

　　每天晚上都要起床上五、六次的廁所，根本無法一覺安睡到天亮，睡眠品質每況愈下，身心失去平衡。

　　某日，他隨意飲用太太放在餐桌上的濃縮海水礦物質，結果連續飲用二天後，奇蹟出現，晚上只需要上一次廁所。從此，他就能夠安然入睡，一覺到天明。

六十歲　男性　北海道

🐾 消除夜間頻尿的煩惱（三）

　　因高中入學考試緊張，農曆年後經常「尿床」，且每週多達四次，苦不堪言，且因夜尿症，害怕參加學校的畢業旅行而困擾不已。每日服用內陸濃縮海水礦物質，飲用三天後，夜尿症狀完全消失，該女生當然高興得跳躍不已。此後，再也不會尿床，且身心健康更勝以往。

十五歲　女性　東京

🍷 多年的花粉症消失了

　　就讀小學四年級，是花粉症患者，每當季節變換之際，其症狀更是嚴重難過。其母親每日在他水壺中加入活性礦物質，讓孩子飲用，不久之後，「花粉症」完全消失。因為男孩在發病後，醫生立刻施以海水礦物質補充劑，所以效果非常快速。

十歲　男性　東京

🍷 糖尿病不藥而癒（一）

　　幾年前在一次團體健診中，發現到自己患有糖尿病，空腹時的血糖值高達250毫克，經醫生診斷為患有第二類型糖尿病。在連續服用濃縮海水礦物質一個月後，且未做其他治療的情形下，血糖值降至97毫克，其他檢查也都顯示正常。

五十歲　男性　東京

🍷 糖尿病不藥而癒（二）

　　在罹患糖尿病後，希望能用最自然的方法醫治。

　　由於得知服用濃縮海水礦物質沒有副作用，因此開始飲用，在服用過後，原本持續不斷的疲倦、口渴等症狀，立刻消失。其後，接受醫院的精密檢查，醫師表示，只是輕微的糖尿病，僅需控制飲食即可，而在其經過連續服用海水礦物質後，如今已經完全治癒，且重新過著和正常人一般的生活。

六十歲　男性　秋葉原

🍷 直徑三公分以上的子宮肌瘤居然消失了

　　我大約從半年前開始飲用活性礦物質，朋友說它對身體有益而

推薦給我。當時，我對它並沒有任何期待，但既然有益健康，也就姑且飲之。

結果，我做夢都沒有想到，由海水濃縮的多種礦物質竟然能夠治療子宮肌瘤。前年十月，因腹痛不已而到醫院接受檢查，檢查報告指出，我患有子宮肌瘤。

在我開始飲用海水礦物質，大約三個月左右，我又做了一次定期檢查，沒想到子宮肌瘤居然消失了！除了服用礦物質以外，舉凡飲食、生活起居等等，根本就沒有任何改變；因此，可以判斷出，這一定是礦物質的功效。

由於子宮肌腫是一種良性瘤，並不需要特別擔心，但是身上長了瘤，總覺得心情不開朗，如今我徹底擺脫腫瘤的陰影，一掃鬱悶，真是鬆了好大一口氣呀！

四十八歲　女性　千葉縣

❦ 血壓維持正常值

一名護士。大約十一年前，在一個偶然的機會裡，我成為護校學生測量血壓的實驗對象，因而得知自己血壓偏高的事實。詳細的血壓數值，我已經記不太清楚，大概是150～160釐米（最高血壓）左右。我十分偏好辛辣、重鹹的食物，也難怪血壓會居高不下。

自從知道自己有高血壓以後，便十分注意飲食生活，盡可能地將一天的鹽分攝取量控制在10公克以下，但還是不見血壓下降。

也許是因為灰心的緣故吧，有一陣子我便不再留心飲食，沒想到血壓竟然高達180釐米，而低血壓也高達120釐米，我因此開始服用降血壓藥。降血壓藥使我的高血壓維持在120釐米，低血壓則在80釐米左右。

　　最近，降壓藥的品質的確提高不少。不過，持續服用藥物，引起副作用的風險很大，因此，我都定期做肝機能等健康檢查。雖然，目前並沒有出現任何問題，但我今後都得和降血壓藥為伍，不得不提高警覺。自從開始服用海水礦物質後，我的血壓變得安定正常。

　　如果血壓經常持續安定正常的話，我打算減少降血壓藥的劑量。

　　此外，我在工作時，偶爾也會出現心率不整的現象，自從服用海水礦物質以後，我可以感覺得到心率不整的次數減少許多。現在，我每天早晚都按時服用海水礦物質。

五十三歲　女性　廣島

❦ 血糖值下降，頑固的香港腳都消失不見了

　　這個經驗發生在十四年前，我三十九歲的時候，在某個宴會上，突然覺得喉嚨像著火似地乾渴異常。當時，一位患糖尿病的老人恰巧在場，因而建議我趕緊到醫院去檢查。

　　我聽從忠告，到醫院接受檢查，結果醫師告訴我：「這是不折不扣的糖尿病。」當時空腹的血糖值高達200毫克。

　　大概在一年半以前，我終於出現了併發症，症狀是眼底血管出血，血糖一直在350毫克徘徊不下，而多次眼底出血，終導致視線逐漸模糊不清，朦朧一片。

　　醫院曾使用雷射電療血管，以抑制出血，前前後後，總共接受了四次雷射治療。最後醫院還是宣告：「再這樣下去，不出半年，眼睛就會失明。」

　　至此，我完全覺悟，從此以後，不再喝酒，完全與酒精斷絕關係。一天的飲食量也控制在1500～1600卡。同時，每天運動，一天至少快走一萬步。

　　後來，血糖值總算降到200毫克，幾經努力，又降到了180毫克。

　　不過，身體常感疲憊；因此，我到附近的藥房，向藥劑師詢問，因而開始服用由胡蘿蔔和高麗參調配而成的健康食品。這項健康食品可以增加體力，即使減少食量，多做運動，也不會覺得體力透支，負荷不了。

　　令人遺憾的是，血糖值還是沒有下降的跡象。

　　真正有助於血糖值降低的是，「內陸海水濃縮液」製成的活性礦物質。

　　說起飲用原由，也是上述藥劑師的推薦，我抱著姑且一試的心態，於一年前開始飲用。當初，並沒有很大的期待，但是萬萬沒想到，它居然有這麼大的效果。

　　服用礦物質一個月後，原本居高不下的血糖值已降至130毫克，相當接近正常值，我真希望能早一些服用海水礦物質，也許我的血糖會控制得早些。

　　更令我感覺到的驚喜是，原本我的左腳總是發麻，不用說這也是糖尿病的併發症之一，沒想到竟也被「活性礦物質」一網打盡，而頑固的香港腳也不再發作。

　　以前朋友們老是擔心我隨時可能「入土」，當他們看見我精神抖擻，神采奕奕時，無不驚訝且為我感到非常慶興。

五十四歲　男性　東京

🐾 肝機能值恢復正常，身體的浮腫和疲倦全都消失不見了

三年前，我在一次健康檢查中，發現到「肝臟機能惡化」，GOT及GPT值都比正常數值多出三成以上。GOT及GPT值是確認肝細胞有無障礙的檢查值。

自從被醫生宣布肝機能不良以後，這才知道平時容易疲倦的原因所在：只要稍微一運動，就感到疲累不堪。此外，手掌也有稍微浮腫的現象出現，而腳則是浮腫得厲害，襪子都被我穿得撐大了不少。此外，我的酒量原本很好，幾乎是每兩天就要喝掉一瓶威士忌，儘管如此，我並沒有宿醉的煩惱。可是，這一、兩年來，往往都是第二天一早起床，便會覺得頭重腳輕，心情鬱悶；雖然程度輕微，但還是有宿醉的症狀。

經過診察之後，我開始服用醫生的處方，同時控制酒量，一面減少飲酒次數，一面將飲酒量減半。雖然做了這麼多努力，但肝臟機能值還是節節上升，未見任何效果。因此，我開始嘗試各種健康食品，不過，還是屢試無效。去年的梅雨季來臨時，我的浮腫症狀更形嚴重。

六月間，我的健康狀況陷入谷底，不得已向公司連續請了四天假。就在這個時候，好友建議我服用——「來自海水且類似鹽滷的綜合礦物質」，開始飲用後兩個月，也就是八月的時候，我便可以去打高爾夫了。當時，我著實感覺到海水帶給大自然「生命活力」的神奇妙用。

平時，做點運動就會感到疲倦，可是，自從飲用由海水萃取的礦物質後，身體就全然感覺不到疲累了。

雙腳的浮腫也消退不少，再也不怕鞋子穿不了。而且，精神變得非常舒暢愉快，只有「神清氣爽」四個字能夠形容。

　　至於手掌的浮腫，大概在一個月以前開始消退；酒醉的情形也改善很多，精神恢復得比以前快，完全沒有宿醉的情形發生。

　　去年九月十日，我再度接受健康檢查，結果，GOT、GPT值幾乎都已恢復到正常值，我自己本身所感覺到的效果，如今已由數值證實！

三十八歲　男性　名古屋

❦ 重聽及視力恢復了

　　四十多年前，因美軍轟炸東京而受傷，造成嚴重的重聽。

　　經過連續飲用活性礦物質一個月後，聽力並沒有明顯改善。不過，其視力卻意外地獲得改善，以前眼睛視力不良，現在竟可以清楚地看見東西了。更令人驚喜的是，再過一個月後，聽力也逐漸改善。

六十八歲　男性　池袋

❦ 改善長期的頭痛症

　　二十年前，獨子不幸於車禍中喪生，從此以後，便一直有嚴重頭痛的煩惱，雖然接受過各種治療，但仍然無法根治。

　　醫生曾說：「由頭痛多年的病情看來，可能是因為頭部肌肉及神經內的血管過度緊張，因而導致血流異常，才會引起頭痛的，微量礦物質元素長期不足的話，只會助長血管的緊張異常度，讓頭痛症狀難癒」。因此「大阪女士」開始服用「濃縮海水礦物質」。結果，只飲用了一個星期，長年的頭痛便獲治癒，可見某些「頭痛症」患者的確是因微量礦物質元素不足所造成。

六十歲　女性　大阪

在台灣的使用心得

❦ 牙齒不再鬆動了

　　當我第一次接觸到由海水鹽滷製成的微量礦物質時，對其功效半信半疑，但仍買回家試用，喝水的時候就添加數滴，一天大概飲用30～40滴。前兩天可能是補充能量太多，連晚上都精神亢奮而睡不著覺，但到第三天就恢復正常了。後來，經營養師說明，才知道這是微量礦物質元素進入體內後，調整體質的過程，某些人會出現這種反應，只要調整過後，就會恢復正常。這個經驗，讓我對微量礦物質元素可補充能量的說法深信不疑。

　　之後，我還是持續每天加在水中飲用，一週過後，我因患有輕微牙周病所造成的牙根鬆動的現象大有改善，更讓我確信微量礦物質元素的神奇。從此以後，我每天身上都帶著微量礦物質補充劑，除了喝水添加外，喝咖啡、果汁、茶以及其他飲料等都添加幾滴，從此，精力充沛，也不容易感冒。碰到朋友問起時，都曾強力推薦他們飲用，因為它對身體是「有百利而無一害」。

44歲　男　業務推廣　台北　劉×宏

❦ 外傷消腫癒合

　　五月中旬，因大意被鄰居所養的狗咬到左臉頰，傷口雖不大，但臉頰頓時紅腫發炎，立刻赴醫院包紮、打針；次日上班時，臉頰傷口依然腫脹未消，同事都很關心地紛紛慰問，這時候好友從皮包中掏出一小瓶水，噴在傷口處，刹時，原本腫痛的感覺立刻被濕濕、涼涼的舒適感所取代，讓我深感驚訝！到底是用什麼寶貝噴在

傷口上？

　　經過追問，才知道是含有離子態微量礦物質的化妝水，它對傷口鎮痛、殺菌、消腫、修護、保養皮膚很有效，好友並送給我一瓶。此後3～5天我都經常用它來噴灑傷口，並將傷口改善情形紀錄如下：

　　（1）使用第一天，臉部紅腫、疼痛情況明顯好轉。

　　（2）兩天後，臉不腫了。

　　（3）第三天，傷口表層的顏色明顯淡化。

　　（4）第五天，傷口復原的情況十分良好，且已經開始脫皮。

　　含有礦物質成份的化妝水幫我改善臉頰的外傷，否則，像我如此愛美的女孩，一定會很傷心！

21歲　女　行政助理　台北　吳×婷

❦ 痔瘡痊癒，重展酒國雄威

　　本人因為工作上需要，長期操作電腦，平均每日坐在電腦桌前7～8小時，經年累月下來，罹患輕度痔瘡，有排便帶血的症狀，西醫診斷後建議：需長期藥物控制（約2～3個月），且需改變長時間在電腦前的工作習慣；中醫方面則需物理治療2個月以上方可治癒；經友人提點，飲用由海水濃縮而成的礦物質滴劑後，約經一週，上列毛病明顯改善，而我的工作習慣也一如往常。

　　此外，本人交友甚多，常需飲酒應酬，而且常飲酒精濃度40～58％的白酒或洋酒，唯酒量達500CC.左右時，常會有酒眩現象，在一次無意中將礦物質滴劑滴進酒中，竟發現酒味不再濃烈辣喉，且變得甘醇味美，可謂「有烈酒香，沒有烈酒辣」，多喝也鼻意醉眩，我又能再度展現我酒國英雄的威風。

39歲　男　網站設計　台北　林×程

❦ 排除重金屬污染

本人從事室內裝璜，長期接觸油漆和各類染料。六年前，身體突感不適，經常感到耳鳴和偏頭痛，食慾不振且有噁心現象，刷牙時牙齦出血不止，經常感到疲倦但又睡不好。初期，看中醫吃了許多中藥，卻沒有好轉，後來轉到榮總檢查，發現為遭到重金屬污染，尤其是鉛和汞在體內含量高出正常人的好幾倍。醫生建議長期治療，但因我必須工作、養家，所以只能斷續吃藥；雖然食慾逐漸恢復，但還是經常耳鳴和偏頭痛，刷牙時牙齦還是會出血。

半年前，經過藥劑師介紹，開始服用微量礦物質和維他命，結果不到一個月，頭痛和牙齦出血的毛病就消失了；去醫院檢查時，醫生也非常驚訝地發現我體內的重金屬污染沒有了！我非常感謝藥劑師把礦物質和維他命介紹給我，如今我又能打拼養家了。

54歲　男　裝修　宜蘭　林×興

❦ 消除便秘，皮膚更亮麗了

我從小似乎沒聽過啥是微量礦物質元素，更不知它對人類是多麼的重要，只知道目前環境污染嚴重，連陽光、空氣、水都成了危害人體健康的恐怖殺手；尤其是高雄的水質──唉！我不敢喝，也不愛喝，口渴就以果汁、汽水、飲料等代替，長期下來，不但造就出容易便秘、疲倦的酸性體質，皮膚更是晦澀暗沉。

有一天我突然發覺母親變漂亮了，臉上黑斑少了很多，膚質白皙光滑，精神煥發，好像在她身上發生很多不可思議的事情。好奇心下，終於忍不住問起母親，我才知道微量礦物質不但可以改善水質，更能改善體質及美化膚質。

自從聽了母親的話後，開始飲用微量礦物質元素，我很明確感

覺膚質變得亮麗了很多，常有的宿便也改善了不少，眞是太好了，當然在我身上發生好的事情，我一定要告訴全天下的朋友們知道。

24歲　女　學生　高雄市　楊×娸

❦ 保養身體內外秘方也抓住了青春

記得是2002年的青年節，「輔大經濟系83年畢業同學會」，在來來飯店聚餐，除在國外工作的幾位同學外，同學們出席踴躍，還有多位同學帶著另一半及小孩子赴會，場面熱鬧溫馨。

珍是我大學時期最要好的「死黨」之一，也是班上公認皮膚最好、最粉嫩的同學，那晚我們相對而坐，席間我發覺她兩次由皮包內取出一個圓圓的噴瓶，朝臉上噴了些什麼？由於坐得近，兩次我都瞧見了，也引起我的好奇，所以就問她「噴些什麼？」

珍告訴我，女孩都愛美，所以「保養青春」特別重要，她因工作忙，爲了省時省錢，她經常使用添加微量礦物質元素的化妝水。因爲微量礦物質元素可以改變水的分子團成高密度的小分子團水，容易深入皮膚達到深層保濕、修護、排毒等，讓皮膚水嫩富彈性；同時也可將微量礦物質元素滴在飲水中，以排除身體內堆積的廢物和毒素。聽她娓娓道來有關「微量礦物質元素」的好處，不禁讓我再次仔細欣賞她粉嫩光滑的皮膚，同時暗自決定，回去後一定要如法炮製。

「微量礦物質元素」這就是我現在保養身體內外的秘方，它抓住得妳、我的青春！

28歲　女　股票金融業　台北　楊×雲

❦恢復美麗與健康

　　記得在 2002 年春暖乍寒的四月天裡，我因身體違和，重感冒凶咳不止。 那天正值夜幕低垂，天空還飄著濛濛細雨，我踩著快速的步伐趕往忠孝新生站，搭捷運回板橋，邊走邊咳。 此時手機鈴聲響，原來是 X 先生打來，通話中，我仍一直地咳，他婉約地勸我「儘速來瞭解一種含有數十種純天然礦物質所組成的產品，也許今夜就能讓你止咳也說不定？」 結果應約到他公司，一連喝了 10 杯水，平均每杯 150c.c. 的水中都加有礦物質與微量礦物質，我在兩小時內，小解了 4 至 5 次，因為所喝的水含離子化礦物質又能使水變成小分子水，所以容易吸收又容易排毒，咳嗽也就沒那麼頻繁了，而且全身頓感舒暢。

　　當我更深入瞭解礦物質與微量礦物質的重要性與好處後，我也推薦給親朋好友們，結果，無論肥胖、高血壓、洗腎、甲狀腺機能亢進或不足、夜晚不能入睡、躁鬱症等皆有顯著的改善。

　　說到我個人的見證，更是不勝枚舉：讓我覺得最不可思議的是在短短七個月時間，諸如：睡眠品質改善、撫平皺紋、容光煥發，精神飽滿，做事效率節節提昇。在我血液中的重金屬，已經檢驗出被取代出來了；還有腰酸背痛和骨質疏鬆症也不藥而癒。而且，一個將近耳順之年的女人，卻像年輕小女孩，月事來前會出現乳房腫脹，週期仍維持在 28 天，月事來得乾淨又俐落，真叫人不嘖嘖稱奇。還有，三年前穿的踩腳褲，因腰圍少了 3 吋，現在又可以穿了，可見連肚子多餘的脂肪也被分解，身材變得更輕盈動人。

　　每天煮飯也加些微量礦物質，米飯特別蓬鬆香 Q 好吃。 浸泡蔬果時也加入些活性礦物質， 10 分鐘後，農藥立即分解，全家吃得高興又安心。 泡澡時加入些活性礦物質可以舒緩酸痛疲勞和緊

張情緒，並且可以使肌膚光滑柔嫩美麗，功效不勝枚舉。如此，每天享受著活性礦物質給予我身、心、靈的洗滌，體內和體外一起排毒，心境清明，處事更加沉著穩重，磁場、氣場變得更強，人緣、財富也隨之而來。

總而言之，微量礦物質乃居家必備聖品。 它能延緩老化、強健身體，天然又無副作用，是人們夢寐以求的保健食品，希望大家廣傳福音，讓所有的都能遠離文明病，健康又長壽。

55歲　女　老師　台北市　徐Ｘ雅

🍂 骨骼、關節、氣喘病痛獲得改善

七年前從事餐飲自營生意，因從早忙到晚，工作過度疲勞，不知不覺間，雙腿的膝蓋已痛得站不起來，也走不動，更別說跑跳蹦，下樓還需女兒攙扶，生意當然也沒法做下去。

某日幸運之神降臨，好友來訪，並推薦我飲用以海水鹽滷製成的多樣礦物質。在半信半疑下開始服用，經過三個多月後，雙膝種種疼痛的症狀全都不藥而癒，行動也恢復輕快。

之前，高雄榮總醫院骨科的醫師曾經告訴我，這種疼痛將是一輩子的事，即使開刀也沒什麼幫助。然而藉著服用微量礦物質不但讓我重新站了起來，而從小就跟著我的「過敏性氣喘」，服用多種礦物質後，使得上呼吸道明顯順暢多，不再經常感冒，真是神清氣爽極了。海水礦物質使我重獲健康，感謝上帝賜給我們—大海。

42歲　女　餐飲業老板　高雄　傅Ｘ麗

🍂 氣血循環、精神體力獲改善

個人從事直銷業多年，對健康食品涉獵甚廣，也常參加各公司

舉辦的「健康講座」，並且由網路、書籍中獲得許多與身體有關的健康醫療常識，但獨缺「微量礦物質元素」這項非常重要的營養資訊。

當我從友人處拿到一瓶從海水中提取的多種礦物質滴劑時，如獲至寶，立刻開始服用。並且立刻感受到它對身體健康的幫助，因此將結果分析如下：

(1)每天使用，前3～5天大量排尿，且味道較重。

(2)在前半個月到20天後，在公車上均有睏的感覺，在接近1小時的車程中，自然舒適的約睡了30～40分鐘，而且睡得很沉，醒來倍感精神。

(3)以前有晚睡晚起的習慣，而使用礦物質這段時間，我會在晚上12點就開始想睡覺，而翌日6點多就起床，而且整天精神非常好。

(4)覺得氣血越來越通暢，在體力、精力、腦力上，均有越來越好的感覺。

(5)以前若側睡，醒來後右手會有麻麻不舒服的感覺，現在已經不會了。

46歲　男　自由業　台北市　陳✕恭

❦ 青春痘變少了

我是就讀西松國小五年級的學生，額頭上常常長青春痘，我爸媽有去藥房買些除痘藥膏給我擦，可是效果很差，好了又會再長，看到其他同學臉上沒有青春痘，實在很羨慕。

有一天我看到爸爸拿一個小瓶子，擠出一些類似油的液體加到水裏面喝，我就問爸爸那是什麼東西？為什麼要喝？我爸爸說那是

從海水中提取的微量礦物質，如果我喝的話，可能可以改善我的青春痘。從第二天開始，我爸爸就在我帶去學校喝的水中添加，回家以後，在家裏喝水我也會添加。而且我爸爸也去買噴瓶，讓我用添加微量礦物質的水噴臉。

剛開始沒有什麼特別的感覺，不過，擠破的青春痘，不會像以前那麼紅腫，而且很快就消下去了，臉的皮膚也感覺比較粉嫩。大概2～3個禮拜以後，就感覺青春痘漸漸變少了。冬天到了，臉比較乾燥，早上或晚上洗完臉後用礦物質水噴臉，感覺很好，不會有乾裂的現象。

現在，我也每天帶一小瓶的微量礦物質到學校去，自己喝也請同學們喝，同學都說水變好喝了！

13歲　女　學生　台北　劉×瑄

❧ 全家最珍貴的保健品

我是一個家庭主婦，除了丈夫、孩子外，還上有公婆下有姑叔，大家都住在一起，是一個道道地地的傳統式大家庭。我的重要工作之一就是提供三餐，雖然買菜有人幫忙，但是供應一家人的三餐飲食並不簡單，因為公公患有糖尿病，婆婆患有風濕和高血壓，小叔患有痛風和肝炎，小姑患有氣喘，兩個孩子又經常感冒，只有我和我老公算是身體正常，但是因為整日操勞，經常感到疲累不堪，尤其是當我做完家事後，常常腰酸背痛，直不起腰來。

一年前，偶然看到一份有關水與礦物質對人體健康的報導，發現平時喝的逆滲透水，可能造成身體所需的礦物質缺乏，因此就購買了一瓶多種礦物質滴劑，加在水中和湯裏供家人飲用，同時把炒菜的精鹽換成粗製海鹽。起先，家庭中的成員分成兩派，一派是感

覺所飲的水變得甘甜好喝了，但是也有一派人覺得水有些鹹味，怪怪的，但因爲我的堅持，大家也沒多加反對。

　　大約在半年前的某一天，家人聚會聊天時突然發現一個不可思議的奇蹟，首先是公公發覺他的血糖值下降許多，醫生給的降血糖藥從一天兩粒減成了一天一粒（同樣的藥）；婆婆的血壓幾乎正常，同時發覺她走路時一跛一拐的現象減輕，而且步伐也加快了；小叔的痛風腫痛消失，肝指數下降，臉色不再晦暗；小姑最近也不再隨身攜帶治氣喘的噴藥；兩個孩子最近也沒感冒，而且功課比以前進步許多。更驚奇的是我老公變得精力充沛，下班後不再喊累，而我也不再感覺腰酸背痛，眞是太好了！

　　如今，海鹽和礦物質，是我們全家最珍貴的保健食品。

48歲　女　家庭主婦　高雄　何×嘉

❦ 改善全家人的健康

　　認識微量礦物質元素是在4個月前，當時，在永安市場捷運站遇見一個許久未見的高中同學，發現她比以前漂亮很多，好奇心驅使下，問她如何保養自己的皮膚？就這樣聊了起來，也才第一次對「微量礦物質元素」有比較完整的認識。

　　我在生完小孩之後，身體的健康狀況大不如前，常會有腰酸背痛的現象，而且體重重達60公斤。接觸微量礦物質元素之後，它不僅改善我的體質，也幫我補充懷孕期間所流失掉的一些養分，最重要的是，它也讓我的皮膚變得比以前更細緻、更有光澤，而且也讓我恢復窈窕身材。現在的我，不但身體健康而且也比以前更有精神。

　　因爲在自己的身上發生太多正面的功效，所以我也讓先生及小

孩使用，先生是一個體育運動員，微量礦物質元素讓他補充電解質，增加體力。原本他臉上也有許多困擾的痘痘，自從跟我一起使用微量礦物質元素之後，痘痘好了八成。連我的小BABY也有在食用，每天，我都把它加在她喝的開水中，來增加她的抵抗力。

「微量礦物質元素」不僅改善了我們全家人的健康，也讓我瞭解到均衡的微量礦物質元素對人體的重要性。

23歲　女　財務管理　北縣　蘇×敏

❦ 改善受損關節，香港腳和血糖質

我身高185公分，體重約110公斤，體重超重30～40公斤，30多年來，骨骼、關節、韌帶嚴重損耗受傷，且近半年來，上下樓梯腳會顫抖，下樓梯尤其嚴重，唯服用由海水製成的礦物質數月後，某日再下梯時，突然感覺顫抖情況不再，雖無法健步如飛，但骨骼、關節確已恢復健康，行動方便如常。

此外，每年春夏交替之際，香港腳症狀就會加劇，奇癢難耐，因此就試著將礦物質液滴在溫水中泡腳，同時將所有襪子也浸泡一夜殺菌，連續數天後，所有症狀均獲良好改善，且原來因霉菌侵害變厚、變形之腳指甲（俗稱灰指甲），也日漸康復正常。

四年前罹患第二類糖尿病，經短暫藥物治療，降低血糖後即未再服藥，但因工作關係，多外食，血糖維持正常並不容易，空腹血糖值常在140～160之間，數值略高，主治醫師常囑「多注意飲食、多運動」！但……真不容易呀！

經過服用海水礦物質二個月後，再檢測血糖時，發現血糖值已能維持正常。

55歲　男　多媒體傳播業　台北　楊××

❦ 多年的異位性皮膚炎不見了

　　從小我的體質就很弱，常常因感冒、扁桃腺發炎請假休課。目前從事證券交易，精神壓力很大，又患有異位性皮膚炎，經常因為皮膚奇癢被我抓得潰爛。曾經看過許多有名的皮膚科醫師，中藥、西藥、針灸、藥浴都試過了，但是都沒有特別效果。

　　三個月前，朋友的太太因為手燙傷，擦了一種類似鹽滷的滴劑，效果很好，傷口不但不痛，而且癒合得很快，當場就送給我一瓶，當時抱著姑且一試的心情，回家後就將這瓶類似海鹽滷的滴劑加水稀釋（聽說它的濃度是海水的五十倍），噴灑在患處，說來真是神奇，本來奇癢的地方，開始有幾秒鐘輕微的刺痛，然後皮膚就不癢了，而且有一種清涼鎮靜的感覺。於是，我開始對礦物質產生濃厚的好奇，先後看了多本有關礦物質的書籍，才知道礦物質對身體是多麼重要。

　　目前，我的異位性皮膚炎早已好了，但是為確保不再復發，每天沐浴時，都加些礦物質在水中，或是調合在沐浴乳中。同時，我早已養成習慣，在飲水、飲料、湯中都加入數滴礦物質。說來奇怪，近來的流行感冒猖獗，同事們一個個都掛病號，唯獨我身體健壯，百毒不侵。在此，願將我的經驗與大家分享，希望大家不要在忽視微量礦物質的神奇功能。

36歲　男　金融　台南　張×深

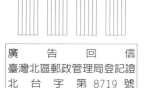
106-□□
台北市新生南路3段88號5樓之6

揚智文化事業股份有限公司　　收

□□□-□□
地址：　　　市縣　　鄉鎮市區　　路街　段　巷　弄　號　樓
姓名：

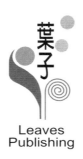

Leaves
Publishing

書號 L5001　　書名 礦物質的聚會

葉子出版股份有限公司

讀 · 者 · 回 · 函

感謝您購買本公司出版的書籍。
為了更接近讀者的想法，出版您想閱讀的書籍，在此需要勞駕您
詳細為我們填寫回函，您的一份心力，將使我們更加努力！！

1. 姓名：_____

2. E-mail：_____

3. 性別：□ 男 □ 女

4. 生日：西元_____年_____月_____日

5. 教育程度：□ 高中及以下 □ 專科及大學 □ 研究所及以上

6. 職業別：□ 學生 □ 服務業 □ 軍警公教 □ 資訊及傳播業 □ 金融業
　　　　　□ 製造業 □ 家庭主婦 □ 其他_____

7. 購書方式：□ 書店 □ 量販店 □ 網路 □ 郵購 □書展 □ 其他_____

8. 購買原因：□ 對書籍感興趣 □ 生活或工作需要 □ 其他_____

9. 如何得知此出版訊息：□ 媒體_____ □ 書訊 □ 逛書店 □ 其他_____

10. 書籍編排：□ 專業水準 □ 賞心悅目 □ 設計普通 □ 有待加強

11. 書籍封面：□ 非常出色 □ 平凡普通 □ 毫不起眼

12. 您的意見：_____

_____

13. 您希望本公司出版何種書籍：_____

☆填寫完畢後，可直接寄回（免貼郵票）。
　我們將不定期寄發新書資訊，並優先通知您
　其他優惠活動，再次感謝您！！

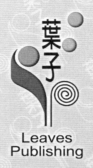

Leaves
Publishing

根
以讀者爲其根本

莖
用生活來做支撐

葉
引發思考或功用

果
獲取效益或趣味